天下文化
Believe in Reading

精準營養 與 肺癌治療

陳晉興與許瑞芬雙重照護你的肺健康

陳晉興醫師
亞洲肺癌手術權威
台大醫學院特聘教授

許瑞芬教授
天主教輔仁大學
營養科學系特聘教授

葉宜玲
台大醫院營養師

著

目錄

專業權威・齊聲推薦 10

作者序 1 抗癌之路就像跑馬拉松，務必吃得對、吃得好　陳晉興　12

作者序 2 實踐精準營養健康照護，遠離肺癌　許瑞芬　15

作者序 3 以營養之力，陪伴抗癌之路　葉宜玲　19

PART 1 認識肺癌

PART1 導言 // 關於肺癌　22

1 │ 肺癌基礎知識

Q1 什麼是肺癌？有哪些種類？　26

Q2 肺癌有哪些分期？　28

Q3 肺癌容易轉移到哪些器官？　32

Q4 為何很多肺癌病人初診斷就是晚期？　33

Q5 哪些人是肺癌高危險群？　34

2 | 篩檢偵測

- **Q1** 每年做 X 光檢查可以早期發現肺癌嗎？ 38
- **Q2** 什麼是低劑量胸部電腦斷層檢查？
  和一般胸部電腦斷層掃描有何差別？ 38
- **Q3** LDCT 檢查需要自費嗎？多久做一次比較好？ 39
- **Q4** 肺結節都會變成肺癌嗎？需要手術切除嗎？ 40

3 | 症狀與診斷

- **Q1** 肺癌的常見症狀有哪些？ 42
- **Q2** 肺癌診斷需要做哪些檢查？ 44
- **Q3** 為什麼要做肺癌基因檢測？哪些人需要做？ 46
- **Q4** 肺癌基因檢測方式有哪些，差別為何？健保有給付嗎？ 47

4 | 治療方針

- **Q1** 肺癌病人可以活多久？ 50
- **Q2** 肺癌常見治療方式有哪些？不同期別的治療目標為何？ 52

5 | 手術治療

Q1 肺癌手術方式有哪些？ 56

Q2 傳統手術和微創手術的差異為何？
胸腔鏡微創手術優點為何？ 58

Q3 手術後需要注意哪些事情？ 60

Q4 手術切除之後，肺癌還會復發或轉移嗎？ 61

Q5 切片檢查或切除腫瘤的過程，可能導致癌細胞擴散嗎？ 61

6 | 化學治療

Q1 什麼是化學治療？哪些肺癌病人需要做化學治療？ 63

Q2 肺癌常見的化學治療藥物有哪些？療程為何？ 65

Q3 聽說化學治療很毒、過程很痛苦，可以不做嗎？ 67

Q4 化學治療副作用有哪些？會持續很久嗎？怎麼處理？ 68

7 | 標靶治療

Q1 什麼是標靶治療？所有肺癌病人都可以做嗎？ 71

Q2 肺癌可以使用的標靶藥物有哪些？健保有給付嗎？ 73

Q3 如何處理標靶治療常見的副作用？ 76

Q4 標靶藥物為何會出現抗藥性？多久會產生抗藥性？
如何解決？ 78

8 ｜放射治療

Q1 什麼是放射治療？ 80
Q2 放射治療會痛嗎？有哪些副作用？如何處理？ 82

9 ｜免疫治療

Q1 什麼是免疫治療？哪些肺癌病人適用免疫治療？ 85
Q2 肺癌的免疫治療藥物有哪些？健保有給付嗎？ 87
Q3 免疫治療的副作用有哪些？ 88

PART 2 認識精準營養

PART 2 導言 // 關於精準營養 90

10 ｜碳水化合物與肺癌之迷思

Q1 什麼是人體生物能量代謝法則？ 95
Q2 癌細胞的能量代謝型態有何不同？ 98
Q3 什麼是癌細胞重新編譯糖能量代謝的調控機轉？ 100
Q4 癌細胞喜歡吃糖嗎？ 101
Q5 低碳飲食可以餓死癌細胞嗎？ 102

Q6 斷食可以排毒且抑制癌細胞生長嗎？　103

Q7 營養不良是致癌因素嗎？　106

Q8 少吃糖或碳水化合物可以預防癌症嗎？　108

Q9 均衡飲食與低碳飲食可以預防肺癌嗎？　110

11 ｜蛋白質與肺癌之迷思

Q1 肉吃太多會得肺癌嗎？　116

Q2 吃紅肉會致癌嗎？　117

Q3 蛋白質很重要嗎？　119

12 ｜生酮飲食與肺癌之迷思

Q1 什麼是健康個體基礎能量代謝機制？　129

Q2 什麼是生酮飲食的生化生理效應？　132

Q3 生酮飲食與肺癌治療有什麼關係？　133

Q4 生酮飲食的安全守則有哪些？　137

Q5 生酮飲食的影響有哪些？　138

Q6 生酮飲食的應用原則有哪些？　139

13 ｜維生素與肺癌之迷思

Q1 肺癌病人補充維生素 D 有用嗎？ 143

Q2 精準葉酸營養與防治肺癌有什麼關聯？ 151

14 ｜水的排毒與保健功效

Q1 為什麼水很重要？ 161

Q2 每天要喝多少水？ 164

PART 3 認識肺癌飲食

PART3 導言 // 關於肺癌飲食 176

15 ｜飲食原則

Q1 飲食如何影響癌症治療效果和預後？ 180

Q2 抗癌飲食和防癌飲食一樣嗎？ 182

Q3 為何癌症容易導致營養不良？ 183

Q4 確診癌症後，怎麼辦？ 184

16 | 改善治療副作用

Q1 手術治療的飲食重點有哪些？　197

Q2 化學治療的飲食重點有哪些？　202

Q3 放射治療的飲食重點有哪些？　213

Q4 乳糜胸的飲食重點有哪些？　215

17 | 癌症惡病質的營養應對策略

Q1 惡病質有什麼症狀？　224

Q2 惡病質診斷標準為何？　228

Q3 惡病質的處置方式為何？　230

Q4 惡病質的營養照護重點有哪些？　233

Q5 活動和運動對惡病質有什麼影響？　235

18 | 口服營養品的選擇

Q1 口服營養品特性為何？　239

Q2 何時應該使用口服營養品？　243

Q3 如何挑選口服營養品？　244

Q4 需要選擇腫瘤配方嗎？　248

Q5 Omega-3 脂肪酸愈多愈好嗎？　250

19 ｜癌症病人常見飲食疑問

Q1 治療期和修復期，飲食上如何降低感染風險？ 254

Q2 可以吃冰嗎？ 255

Q3 可以吃零食嗎？怎麼挑選？ 255

Q4 素食者怎麼吃？ 259

Q5 可以合併中醫治療嗎？可以進補嗎？有沒有什麼禁忌？ 261

Q6 油脂攝取建議為何？如何挑選食用油？ 263

附錄 ｜**抗癌食力：適合治療中癌症病人的營養食譜** 273

1 高熱量、高蛋白餐點
飯、麵和粥類 ｜ 主菜 ｜ 點心

2 讓口服營養品更好入口
均衡配方／高蛋白配方 ｜ 濃縮配方 ｜ 腫瘤配方

專業權威・齊聲推薦

（依姓名筆劃排序）

「飲食是每個人生活所必需，本書是現代營養學的革命性思考，替肺癌防治及治療提供了新的曙光！」

—— 江漢聲
（天主教輔仁大學特聘講座教授、
天主教輔仁大學附設醫院醫療總顧問）

「成功的治療不僅仰賴精準醫療，營養調理與全方位照護同樣重要。本書融合最新的臨床研究及營養學理論，提供肺癌從篩檢、診斷、治療到營養的完整指南。」

—— 吳明賢（台大醫學院內科特聘教授、台大醫院院長）

「這不僅是專業醫學指南，更是實用健康寶典。無論肺癌患者、家屬或希望預防癌症的讀者，都能從中獲得正確醫學與營養知能，促進健康並改善生活品質。」

—— 陳建仁（中研院院士、前副總統）

「本書能讓讀者清楚看見肺癌防治全貌、理解營養代謝並分清楚防癌飲食與抗癌飲食的差別，獲得最佳防癌與抗癌的成果！」

—— 陳珮蓉（台大醫院營養室主任）

「營養治療是疾病治療重要的一環，本書以實證營養醫學破除癌症飲食的迷思，用最佳化之營養膳食計劃來輔助治療肺癌，應是醫學界在此領域的首要著作。」

——郭常勝（天主教輔仁大學附設醫院營養部主任）

「精準營養學最終目的在建立『具針對性』的營養指引，供高度多樣化的個體使用。本書提供非常專業的資訊，破解一般民眾常見的迷思。」

——黃青真（台大生化科技學系名譽教授、財團法人台灣營養基金會創辦人／董事長）

「這本書是照護肺癌病人的必備書籍，不僅介紹了肺癌的成因、預防方法和治療方針，還特別強調營養在治療過程中的重要性，希望這本書可以幫助病人在抗癌的路上提升生活品質，更有信心面對未來的挑戰！」

——黃瑞仁（天主教輔仁大學附設醫院院長）

「本書不但對肺癌病人接受治療和照護的過程有實質幫助，也提供一般民眾正確的防癌觀念和補充營養品的原則。閱讀本書可以讓我們明白精準治療和精準營養在肺癌治療的實務上乃相輔相成、同等重要！」

——魏耀揮（彰化基督教醫院粒線體醫學暨自由基研究院院長及研究部主任）

作者序 1 //

抗癌之路就像跑馬拉松，務必吃得對、吃得好

陳晉興

身為診治過上萬名肺癌病人的外科醫師，在診間最常被問的卻是飲食問題，例如：「手術前要吃什麼？」「得肺癌能喝咖啡嗎？」「開刀後可以進補嗎？」等五花八門的各種問題。但我並非營養專家，只能提醒攝取溫和清淡好消化的食物，避免油膩、生冷和刺激食物等大原則，因此較難貼近病人的實際需求。

行醫數十年，深知肺癌病人的營養狀況密切關係到治療選項及成效，曾有 1 位體重高達 120 公斤、稍微動一下都會喘的病人，即使肺癌還在初期，開刀切除就能根治，但心肺功能太差無法接受手術，只能改用放射治療，復發風險高很多，預後也不好，實在很可惜。

更有甚者，曾有病人手術成功順利回家，2 週後卻

緊急住院，原因是吃太多親友贈送的抗癌補品，引發急性腸胃炎。

看到不少病人誤信以訛傳訛的飲食觀念，保健不成反傷身，讓我更加體會營養照護的重要性，因此邀請營養專家共襄盛舉，解答病人的各種疑問。

感謝輔仁大學許瑞芬教授、台大醫院葉宜玲營養師認同我的理念，投入時間心力，一起打造這本全方位的肺癌精準營養指南，除了深入淺出介紹肺癌，並以精準營養學理導正觀念，搭配抗癌時期的飲食建議與食譜，兼具專業性、實用性，是最適合肺癌病人參考的工具書。

防治肺癌、宣導正確醫學知識是我行醫以來的心願，感激生命中許多貴人的鼎力相助。這本書能順利出版，首先感謝太太馥芳，結婚30餘年，我一直全心投入肺癌的診治及研究，加上行政、教學工作十分忙碌，幾乎全年無休，幸好有馥芳細心操持家務，照顧我的生活起居，一路扶持，我才能活力充沛，全心投入。

感謝擔任企劃及部分撰文的芷君，協助內容架構更加豐富完善，並以簡潔流暢的文筆，將艱澀的醫學知識化為淺顯易懂的文字，大幅提升可讀性。還要特別感謝牽起我和天下文化緣分的資深編輯總監郁慧，在本書製作途中，她因病離世，為了感念她付出的心血，我和團隊同心協力克服困難，完成此書，期許造福更多

病人。

抗癌之路就像跑馬拉松,必須有充足的體力和良好的免疫力,才能應對起伏病情及辛苦治療,衷心希望這本書可以協助病人,以正規肺癌治療搭配精準飲食調養,吃得對、吃得好,贏戰肺癌,重拾健康!

(作者為台大醫學院特聘教授)

作者序 2 //

實踐精準營養健康照護，遠離肺癌

許瑞芬

對肺癌驚恐，埋藏於 1998 年。那年我到亞特蘭大參加國際研討會，並拜訪情同姐妹的博士班好友夫婦，慶祝他們喜獲千金。豈料，半年後她因感冒就醫，卻被診斷出已肺癌末期，旋即驟然離世，留下孤兒寡夫。接獲消息的我頓感晴天霹靂，悲傷哀痛！

肺癌夢魘從北美蔓延到台灣，輔大任教 32 年中，不斷有師友力抗肺癌病魔艱苦奮戰，如輔大生科系師姐郭教授、國科會情同兄長的林大哥等。歷經陪伴親友往返醫院化療的漫長道路，我對他們受肺癌治療折磨之苦感同身受，絕非「肺癌惡性腫瘤為台灣國人十大死因之首」所能道盡！這些起心動念，播種出我致力營養與癌症研究的初衷。

我在美國加州大學柏克萊分校攻讀博士學位時，受到巴瑞・尚恩教授（Barry Shane）的啟蒙與指導，研究營養素葉酸之單碳甲基代謝路徑，其中的葉酸拮抗劑即為化學治療標靶藥劑。

　　秉持初衷，我回到台灣之後，便投身探索「治療癌症之精準營養分子生物標靶與偕同介入治療」的營養策略。隨著「甲基營養素劑量反應之抗癌生物標靶」與「精準營養介入」的實證科學參考依據逐年累積，我更在研究中深刻了解到，精準營養應用於肺癌治療的複雜面與高度挑戰性。

　　基礎營養科學顯示，肺癌包括其他癌細胞轉移的門檻高，得要跨越重重關卡，要多方表現致癌分子標靶，才能遠端轉移成功。臨床營養醫學顯示，個人飲食多元化與基因型態的多樣化（環境因子、體位與生活型態等差異性，多元複雜因素在在影響個體細胞〔免疫細胞〕）會影響對於癌細胞轉移之戰鬥力。

　　如果我們無法知己（個人完整的營養評估診斷）知彼（用醫學評估診斷癌細胞），全面透視惡性腫瘤的進展路徑，再佐以精準營養醫學介入，協同治療肺癌，就無法提高百戰百勝之成功率！

　　想要成功治療肺癌，用單一視角及單一策略是無法完成的，而且其中的飲食迷思也需要破除，才能導正返

航。也就是說，想要成功治療肺癌，需要跨領域專家團隊的通力合作！這就是陳晉興醫師、葉宜玲營養師與我合作撰寫本書的念力與願景。

首先，最要感謝陳晉興醫師帶領團隊（仲玉、幸如和治宇），領航規劃本書架構，擬訂中心主軸與督導團隊進度，陳醫師也是啟發我合作撰書的最重要推手。這一切源於他在肺癌領域的頂尖專業及肺腑之心的號召：「他認為以實證專業教育大家如何正確防治肺癌，並推廣『精準營養』協同治療，是功德無量的志業！」

感謝我的學生子恩營養師與宜玲營養師加入團隊，特別是宜玲完成 PART 3〈認識肺癌飲食〉的精采內容及防癌、抗癌飲食的設計。

謝謝輔大營養科學系家鳳助教協助潤稿與設計均衡飲食等防癌餐盤，以及輔大附設醫院營養部郭常勝主任帶領團隊提供精準營養照護肺癌的諮詢與資訊。

感謝協助本書企劃及部分章節撰稿的芷君，辛苦往返輔大進行採訪；謝謝天下文化郁慧的出版邀約，並守護我們這本書順利出版；更要感謝天下文化佩穎總編輯帶領菁英團隊（瑋羚、景理、仁祥與本如等隊友）協力製作本書，掌握出版細節，匯集美編、排版等群體智慧及努力，讓本書能以智慧優雅的風貌問世，他們是本書的重要推手。

最後要感謝守護我們家健康飲食的兩大護法女金剛（91歲的婆婆黃張雪娥女士與89歲的媽媽許陳淑真女士），以及我先生興榮，感恩他們共同照顧四代同堂的大家庭，讓我安心寫作。

謹將本書獻給天下所有的女性與母親，你們是孕育子女、實踐家庭精準營養健康照護讓家人遠離肺癌的搖籃與推手。

最後，我更希望將本書功德迴向給所有為肺癌奮戰的朋友們，你們是最勇敢的生命鬥士！

（作者為天主教輔仁大學營養科學系特聘教授）

作者序 3 //
以營養之力，陪伴抗癌之路

—— 葉宜玲

　　當我們談論肺癌治療時，第一時間往往想到的是手術、化學治療和放射治療等，卻常常忽略了「營養」在其中扮演的關鍵角色。事實上，良好的營養狀態不僅能提升治療的耐受度、減少副作用，甚至可能影響治療成效與預後。然而，對許多病人與家屬而言，飲食往往成為最令人困惑的一環——該吃什麼？該避免什麼？面對網路上眾說紛紜的資訊，又該如何判斷真假？可以吃甜食嗎？吃什麼能提升體力？食欲不好怎麼辦？

　　這本書的誕生，正是希望為這些疑問帶來清晰的解答。我想透過自己的專業知識與臨床經驗，幫助病人找到最適合自己的營養策略。每當遇到因營養不良而影響治療成效的病人，我總忍不住想，如果能更早介入、提供正確的飲食指引，或許結果就會不同。正是這樣的體

悟，讓我對這本書的意義深感認同。

本書由不同領域的專家共同撰寫，從肺癌的基本概念、精準營養的最新發展，到最貼近病人需求的飲食建議，內容完整且實用。我在 PART 3 解答正接受治療的肺癌病人與家屬最常遇到的營養問題，並提供實際可行的飲食策略與食譜示範，幫助病人透過飲食提升體力並緩解治療副作用，讓營養成為支撐抗癌旅程的重要助力。我希望，這不僅是一本專業指引的書，更是能帶來安心與力量的書。

這本書的完成，離不開許多人的努力與支持。感謝陳晉興醫師與許瑞芬教授的邀約，他們的專業知識與寶貴經驗讓這本書更具深度與價值；感謝天下文化的編輯與團隊，使內容得以順利呈現；更感謝我的病人們，你們的提問、經歷與堅持讓我深刻體會到營養在抗癌旅程中的重要性，也讓我確信，這本書是必要的。

願這本書能成為每位肺癌病人與家屬的實用指南，讓我們一起透過營養的力量，陪伴你們走過這段旅程，迎向更穩定、更安心的每一天。

（作者為台大醫院營養師）

認識肺癌

PART 1

陳晉興　醫師
朱芷君　採訪撰文

PART 1　導言 //

關於肺癌

　　20 多年前，台灣的國病是肝病，靠著政府、醫界和民眾共同努力，肝癌的發生率和死亡率逐漸下降，但曾幾何時，肺癌的發生人數持續增加，根據 2021 年癌症登記報告顯示，肺癌發生人數高達 16,880 例，首次超越大腸癌登上第一。肺癌除了發生人數最多，死亡人數、晚期個案比例都是第一，健保醫療費用支出也最高，更是唯一死亡人數破萬的癌症，可說是癌症中的四冠王。從趨勢來看，未來 10 年之內，肺癌都可能是威脅國人健康的頭號大敵。

　　為什麼肺癌會成為台灣的新國病？提到肺癌很多人就想到癮君子，吸菸確實是引發肺癌的主因之一，即使是吸二手菸、三手菸同樣有致癌風險，為此台灣近 30 年來積極進行菸害防制、宣導戒菸，目前男性吸菸率已

從超過 50 % 下降到 24 %，女性吸菸率僅 4 %，公共場所的二手菸保護率亦達到 90 % 以上，成效相當好。男性肺癌發生率也在 2005 年後逐漸趨緩，但另一方面，女性肺癌發生率卻快速攀升，又以不吸菸的女性為主，並且非常高的比例是肺腺癌。

此外，從發病年齡來看，台灣肺癌病人的平均年齡比西方人低 5-10 歲，女性又比男性更早發病，平均年輕 5 歲；也就是說，台灣女性肺癌病人比西方人發病年齡平均低 10-15 歲，有年輕化趨勢。臨床上我也接觸不少 40、50 歲發病的女性病人，所以我建議就算是健康且不是高危險群的民眾，只要超過 40 歲，都不妨做 1 次低劑量胸部電腦斷層（Low-Dose Computed Tomography, LDCT）檢查，這是提早發現肺癌，提高存活率的最佳方法。

為什麼生活在相同的環境，台灣女性肺腺癌病人卻比男性高出許多？為什麼不吸菸、不常下廚的都會年輕女性卻罹患肺腺癌？要解開這些謎題還需要許多努力，不過為了預防肺癌，最好盡可能避開各種致癌物，也不要以為自己生活習慣良好、身體狀況不錯就掉以輕心。

肺癌防治的另一大難題是晚期病人比例高，從台灣肺癌病人的歷年分期統計來看，新診斷病人超過 50 % 都是 4 期，很少病人能在初期診斷出來，直到 2019 年，0 期和 1 期的病人合計也只有 30 % 左右。

早期肺癌只要手術就有機會根治，大部分病人術後只需要每年追蹤 1-2 次，健保支出的醫療費用可能不到 1 萬元。4 期病人則通常無法手術，治療選項為標靶治療、化學治療、免疫治療等，一旦發生抗藥性就必須換藥，新藥不僅昂貴，還要先做各項檢測評估是否適合，1 年的醫療費用至少 100 萬元。

　　因此肺癌的健保醫療費用不斷攀升，2021 年已突破 220 億元，相較於 2015 年約 113 億元，6 年之內就增加超過 100 億元，比第二名的乳癌多了 45 億元，是十大癌症中增長最快的，光是肺癌藥費支出就超過 100 億元（包含化學治療、標靶及免疫藥物等），近 5 年肺癌藥費健保支出成長率高達 15 %，幾乎是健保總額成長率的 3 倍，遺憾的是，即使投入這麼多經費，肺癌死亡率依然居高不下。

　　到底要如何才能戰勝肺癌這個難纏的新國病？我認為，最快速有效、從根本改善肺癌高死亡率的辦法，就是及早把肺癌篩檢出來，讓晚期變早期，就能延長病人的生命。

　　以全世界肺癌防治成效頂尖的日本來說，雖然肺癌發生人數也是年年上升，4 期病人卻只占 30 %，0 期加 1 期病人的比例超過 40 %*，也就是近半數病人可以

---

* 日本厚生勞動省 2020 年癌症登錄，https://www.mhlw.go.jp/content/10901000/000861220.pdf，於 2025 年 4 月 1 日查閱。

用手術切除腫瘤，也因此日本肺癌病人5年存活率達44%*，出色的治療成果，更證明早期發現、早期治療是肺癌病人存活的關鍵。

這些年來，許多醫界前輩大力宣導LDCT檢查的重要性，因此，衛生福利部國民健康署（後簡稱衛福部國健署）從2022年7月起，針對肺癌高風險族群提供免費LDCT檢查，幫助不少民眾早期發現肺癌，目前有關單位也在研議降低公費篩檢門檻，讓更多民眾受惠。

話說回來，還好我們正處於精準醫療大放異彩的年代，肺癌診治大幅進步，不僅能夠精準檢測肺癌的致癌基因突變，許多新藥也持續問市。只要積極治療，即使是4期病人，也有機會長期與肺癌和平共存。

我已行醫30多年，執刀超過1萬8千例，陪伴上萬名肺癌病人與死神拔河，真心希望他們都可以活得長長久久，和我做一輩子的朋友。因此我持續撰寫書籍，希望幫助更多民眾認識肺癌、破除迷思，期盼本書能提供大家最新、最關鍵的知識，解開病人及其家屬對肺癌的疑問，克服恐懼，懷抱希望和勇氣接受治療，邁向康復之路。

---

* 日本國立癌症中心2014-2015年新發個案癌症存活率統計，https://hbcr-survival.ganjoho.jp/search，於2025年4月1日查閱。

1 肺癌基礎知識

肺癌高危險群：吸菸／有肺癌家族病史／長期接觸致癌物質／長期暴露在高空氣污染環境／慢性肺部疾病

① 什麼是肺癌？有哪些種類？

肺癌泛指長在肺臟、氣管與支氣管的惡性腫瘤。臨床上，肺癌依據癌細胞的大小可粗分為小細胞肺癌和非小細胞肺癌，兩者危險因子、臨床表現不同，治療方式和預後也有差異。

▍小細胞肺癌

多發生在男性，約占所有肺癌的 10-15 %，與吸菸關係密切。小細胞肺癌是一種神經內分泌瘤，生長迅速，1 個月就能長大 1 倍，容易轉移，很難以手術切除。

小細胞肺癌對化學治療及放射治療的反應比非小細胞肺癌好，但容易復發，整體來說惡性度高，診斷時約

有 2/3 的病人已發生遠處轉移，如不接受治療，通常僅能存活幾個月，5 年存活率低於 5 %，因此被稱為肺癌中的癌王。

非小細胞肺癌

約占所有肺癌的 85-90 %，與小細胞肺癌相比，生長和擴散速度較慢，但早期症狀不明顯，多數病人確診時往往已是晚期。依腫瘤細胞型態又可分為四種：

1. 腺癌

台灣肺癌病人最主要的類型，好發於女性，與吸菸關係不大，發病年齡較輕，通常長在肺部邊緣，即使早期肺腺癌也會侵犯血管和淋巴管，進而蔓延到骨頭、腦部、肝臟和腎上腺等器官組織。

2. 鱗狀上皮細胞癌

簡稱肺鱗癌，好發於有吸菸習慣的男性，腫瘤大多長在支氣管和肺部中央靠肺門位置，生長速度較慢，轉移發生也較慢，但不易早期發現，確診時大多已是晚期，治療選擇少，預後差。

3. 類癌

病例不多，生長較慢，早期切除幾乎都可以根治。

4. 大細胞肺癌，多形性肺癌及其他

較少見，臨床表現分歧很大，容易轉移，治療效果也比較差。

② 肺癌有哪些分期？

為了對抗癌細胞，必須先掌握敵情，癌症分期即是依據腫瘤的位置、大小、侵犯和擴散的程度，將腫瘤分期，除了可以幫助病人了解癌症現況，也讓醫師確認癌症的範圍及嚴重程度，採取適切的治療方式、同時預估治療效果和病人的存活率。

小細胞肺癌及非小細胞肺癌的分期方式如下：

▎小細胞肺癌

小細胞肺癌進展快速，預後不佳，依據腫瘤是否侷限在一個放射治療照射範圍內，分為兩種：

1. 侷限期小細胞肺癌

病變侷限於單側肺部，能夠被涵蓋於單一放射治療照野內，但仍可能併發同側或雙側肺門及縱膈腔淋巴結侵犯，以化學治療為主，可追加放射治療。

2. 擴散期小細胞肺癌

癌細胞侵犯到另一側肺葉，或有遠處轉移，如侵犯到骨骼或肝臟等，放射治療無法將所有腫瘤涵蓋在內，只能做化學治療或免疫治療。

▎非小細胞肺癌

非小細胞肺癌依據腫瘤大小、位置、是否侵犯周邊組織、淋巴結轉移遠近，以及遠處器官轉移狀況等來分期，見圖表 1：

圖表 1　非小細胞肺癌分期與治療方式(國際肺癌分期，第 9 版)

期別		代表意義	建議治療方式
0 期	原位癌 T0（Tis）	還未具侵犯性或轉移性。	手術切除。
早期	1A 1A1: T1aN0M0 1A2: T1bN0M0 1A3: T1cN0M0	腫瘤只在肺部，體積較小（<3 公分），沒有侵犯到鄰近組織或淋巴結轉移（N0），預後較好。	手術切除。

（接續下頁）

期別		代表意義	建議治療方式
早期	1B T2aN0M0	腫瘤侵犯臟層肋膜或介於 3-4 公分，沒有侵犯到鄰近組織或淋巴結轉移（N0）。	手術切除。高復發風險病患須追加輔助化學治療，不適合化學治療者可考慮使用標靶治療＊。
	2A T1N1M0 T2bN0M0	腫瘤體積較大，同側肺葉有衛星腫瘤（T3），已侵犯胸壁、橫膈膜（T3）或已轉移到肺內或肺門淋巴結（N1）或單一縱隔腔（N2a），仍可手術，但預後較1期稍差。	手術切除。高復發風險病患必須追加輔助治療，包含化學治療，標靶治療或免疫治療†。
	2B T1N2aM0 T2N1M0 T3N0M0		手術後追加輔助治療，包含化學治療、標靶治療或免疫治療，或者術前進行前導性治療後再手術。
	3A T1N2bM0 T2N2aM0 T3N1M0 T3N2aM0 T4N0M0 T4N1M0	腫瘤體積很大（T4），同側肺葉有衛星腫瘤（T3 或 T4），已侵犯胸壁、橫膈膜（T3）或已轉移到肺內或肺門淋巴結（N1）或縱隔腔（N2a, N2b），仍有機會以手術切除。	依病情不同有以下選項： 1) 手術後追加輔助治療，包含化學治療，標靶治療或免疫治療，也可追加放射治療。 2) 先做前導性化學治療或免疫治療，待腫瘤縮小後再以手術切除。術後可再追加輔助治療，包含化學治療，標靶治療或免疫治療。

（接續下頁）

期別		代表意義	建議治療方式
晚期	3B T1N3M0 T2N2aM0 T2N3M0 T3N2bM0 T4N2M0	腫瘤轉移至同側縱膈腔淋巴結（N2）、對側淋巴結或侵犯鎖骨上淋巴結（N3），難以用手術徹底切除。	原則上不建議手術切除，主要治療方式包括化學治療、標靶治療、放射治療或免疫治療等，可能視病程合併使用多種療法。
	3C T3N3M0 T4N3M0		
	4A T1-4N0-3M1a,b	已有對側肺臟轉移（M1a），惡性肋膜積水或惡性心包膜積水（M1a），或遠處器官轉移如肝、腦、骨骼或腎上腺。	
	4B T1-4N0-3M1c1,2		

....
* 1B 到 3A 的病人，術後接受輔助化學治療後，如具有表皮生長因子受體（Epidermal Growth Factor Receptor, EGFR）基因突變，可使用標靶藥物泰格莎（Tagrisso）。
† 2A 到 3A 的病人，術後輔助化學治療後，可接受免疫療法。若有 ALK 突變者，術後也可直接使用標靶治療。

③ 肺癌容易轉移到哪些器官？

「不安於室」是肺癌的特性,以肺腺癌來說,除了直接擴散到胸膜、淋巴結,癌細胞還會跟著血液遊走各處,轉移到骨頭、腦部、肝臟和腎上腺等。其中以骨轉移最常見,約有 40％肺癌病人會發生,而肺癌也是最容易出現腦轉移的癌症,發生率約 30％。

依據肺癌轉移的部位,可能出現不同症狀:

骨頭

疼痛、手麻、腳麻、骨折和脊椎骨塌陷壓迫神經造成下肢癱瘓等。

大腦

頭暈、神經功能障礙,例如記憶力衰退、情緒改變、失語、肢體乏力、走路不穩和抽筋等;腦壓升高導致頭痛、噁心、嘔吐、視力模糊、意識不清和昏迷等。

肝臟

初期幾乎沒有症狀,待腫瘤變大貼近肝臟邊緣時,可能腹脹、肚子痛和食慾不振;肝臟內多處轉移則會影響肝功能,出現黃疸和肝昏迷等。

無論轉移出去的腫瘤數量有幾顆，只要轉移到其他器官，就已經是 4 期，但不代表束手無策，隨著新興治療藥物陸續問世，多數病人仍可接受標準治療，改善症狀、控制病情，保有生活品質。

④ 為何很多肺癌病人初診斷就是晚期？

　　根據國健署 2020 年癌症登記資料顯示，台灣肺癌 0 期和 1 期約占 30 %，晚期個案占 60 % 以上，每 2 位肺癌病人就有 1 位確診時已是 4 期，早期肺癌發現比例偏低，導致治療效果不佳，存活率也比其他癌症低。

　　肺臟沒有痛覺神經，即使癌變也不會產生疼痛感，且早期肺癌腫瘤小，幾乎不會有症狀，很難警覺，許多病人是健康檢查時意外發現肺癌，或腫瘤轉移到其他器官組織，出現嚴重不適時才就醫確診，此時往往已進入晚期，錯過最佳治療時機。

　　由於肺癌症狀不具特異性，容易和其他疾病混淆，當發生慢性咳嗽、呼吸困難、喘鳴、咳血、胸痛、聲音沙啞、頭痛、筋骨疼痛或手腳無力等情況時，千萬不能掉以輕心，若症狀持續 1 個月以上，務必盡快就醫診治。

⑤ 哪些人是肺癌高危險群？

癌症是多重因素交互作用的結果，除了先天遺傳難以人為改變，許多危險因子是可以及早預防的。以下肺癌高危險族群更應提高警覺：

▎吸菸者

香菸燃燒會產生數十種致癌物，抽菸吸入的有害物質會立即到達肺部，透過血液運行到全身器官，造成 DNA 損傷，導致肺癌，又以小細胞肺癌和鱗狀上皮細胞肺癌為主。

歐美研究顯示，吸菸者罹患肺癌的機率是非吸菸者的 10 倍以上，並且風險還會隨吸菸數量提高。愈年輕開始吸菸，罹癌風險也愈大。

二手菸和菸草同為國際癌症研究機構（International Agency for Research on Cancer, IARC）列舉的一級致癌物，危害不下於主動吸菸。

二手菸也是室內細懸浮微粒（PM2.5）的主要來源，與重度吸菸者同住，長期暴露在二手菸下，罹患肺癌風險比一般人高 20-30 %。

吸菸者罹癌後如不戒菸，除了會增加術後併發症及死亡機率，癌症也更容易復發和轉移。好消息是，只要

開始戒菸,肺功能就能逐漸恢復,也有助降低罹癌風險。因此,有菸癮的肺癌病人最好在確診後馬上戒菸。

有肺癌家族病史者

　　癌症是人體基因和環境互動的結果,愈來愈多研究發現,癌症病人親屬的罹癌率,比無癌症家族病史的人高;如果二等親內*的家屬罹患肺癌,那麼罹患肺癌的機率更將提高許多。家族會罹患同一種癌症,除了遺傳和體質因素,還可能源於相同的生活環境或生活習慣,例如家族中有吸菸者,其他成員也容易有菸癮,或因長期暴露在二手菸中先後罹癌。

　　如果家族成員有多位罹癌,或病人發病年紀較該癌平均發病年紀輕,可諮詢遺傳性癌症門診,釐清遺傳性癌症的可能性。即使確認有癌症家族病史,也有人終其一生並未罹癌,不必過度恐慌,定期篩檢,做好預防更重要。

長期接觸致癌物質者

　　肺癌是勞工保險認定的職業病之一,較可能引發肺癌的職業包括:石綿建材拆除作業、裝潢業、電鍍業、

---

* 二等親範圍為父母、祖父母、外祖父母和兄弟姊妹。

冶礦業、煉鋼業和航太業等，如從事高風險職業，應依規定做好防護，離開作業區後換下工作服並徹底清潔，避免攜帶污染物回家。

此外，台灣本土流行病學已證實，長期暴露於烹飪油煙的中餐廚師較易罹患肺腺癌，因烹飪油煙中含有許多致癌物質，例如液態油溶性的懸浮微粒、多環芳香烴碳氫化合物、揮發性亞硝胺和丙烯醛等，長期吸入會損傷肺部，提高罹癌風險。

廚師或經常下廚的家庭主婦，應保持廚房通風，善用抽油煙機，多使用燉煮及清蒸等烹調方式，油炸、乾煎和爆炒時則可戴上口罩，選用適合高溫烹調的食用油，勿使用回鍋油，避免油煙危害健康。

▎長期暴露在高空氣污染環境者

空氣中有許多污染物質可能促使肺癌發生，尤其是 PM2.5。根據歐洲跨國合作世代研究，每立方公尺空氣中的 PM2.5 濃度每增加 5 微克，罹患肺腺癌的風險就會增加 1.55 倍，自然死亡的風險則增加 1.07 倍。

PM2.5 直徑只有 2.5 微米，極為細小，穿透力強，戴奧辛和多環芳香烴碳氫化合物等毒物可吸附在 PM2.5 表面，一同穿透呼吸系統屏障，深入氣管及支氣管，沉積於肺部組織，引起發炎反應，刺激癌變生成。

近年來政府持續推動空氣污染防制方案，民眾也應從自身做起，外出前可查詢環境部發布的空氣品質指標及 PM2.5 監測數據，適時配戴口罩（例如 PM2.5 濃度偏高時，可配戴符合國家標準的 CNS15980 防霾口罩），自我防護。居家環境則應做好通風換氣，避免濕度過高，時常清理雜物，減少灰塵堆積，維持良好空氣品質。

慢性肺部疾病者

罹患肺結核、肺纖維化、間質性肺炎和慢性阻塞性肺病（Chronic Obstructive Pulmonary Disease, COPD）等疾病，會使肺部受損，抗病能力變差，提高罹患肺癌風險。例如 COPD 病人罹患肺癌的機率較一般人高 5 倍，而抽菸的 COPD 病人則是更容易罹患惡性度高的小細胞肺癌。

2 篩檢偵測

低劑量胸部電腦斷層（LDCT）檢查：一般民眾 45 歲做第一次／有肺癌家族病史、重度吸菸史每 2 年免費篩檢 1 次

① 每年做 X 光檢查可以早期發現肺癌嗎？

X 光檢查輻射量低，做完檢查即可看片確認，費用便宜，因此成為篩檢肺部病灶的第一線工具；但若肺部病灶小於 1 公分，或腫瘤被肋骨、胸椎或心臟等器官組織擋住，就很難用 X 光檢查偵測到，反而錯失早期發現肺癌的機會。國外研究也證實，胸部 X 光檢查無法降低整體肺癌死亡率。

② 什麼是低劑量胸部電腦斷層檢查？和一般胸部電腦斷層掃描有何差別？

低劑量胸部電腦斷層（LDCT）檢查的精準度極高，

能偵測到 0.3 公分以下的肺部病灶，對於初期肺癌的篩檢效果遠優於磁振造影和正子掃描，且檢查前不用禁食和禁水，也不需注射顯影劑，不會不舒服，輻射劑量遠低於常規胸部電腦斷層檢查，傷害性很小。國內外研究則顯示，比起胸部 X 光檢查，LDCT 檢查更能早期發現肺癌，降低肺癌死亡率，可說是防治肺癌的一大利器。

③ LDCT 檢查需要自費嗎？多久做一次比較好？

過去政府未給付 LDCT 檢查，自費約 4 千至 6 千元，讓不少人卻步。然而，台灣肺癌發生率和死亡率居高不下，為早期發現肺癌，國健署現已針對肺癌高風險族群提供免費 LDCT 檢查，只要符合以下資格，即可每 2 年免費篩檢 1 次：

▍具肺癌家族病史

45-74 歲的男性或 40-74 歲的女性，且其有血緣關係之父母、子女和兄弟姊妹經診斷罹患肺癌者。

▍具重度吸菸史

50-74 歲、吸菸達 20「包－年」以上的重度吸菸者（即平均每日吸菸包數乘以吸菸年數大於 20），或已戒

菸但未達 15 年者。

以上高風險族群若仍未戒菸,則需要同意接受國健署補助之戒菸服務,否則無法免費篩檢。

不過,肺癌並非只會發生在高風險族群身上,不具任何肺癌危險因子的人,也可能檢查出肺癌,建議一般民眾 45 歲時可做第一次 LDCT 檢查,如果未發現異常,之後每 2-3 年做 1 次追蹤檢查即可。

④ 肺結節都會變成肺癌嗎?需要手術切除嗎?

肺結節一般是指小於 3 公分的肺部點狀陰影,接受 LDCT 檢查的人,約有 1/3 會檢查出肺結節,比例相當高;但其中 95 % 是良性肺結節,可能是肺結核、細菌、黴菌感染造成,或肺部受傷、發炎留下的疤痕組織,有時則是良性病變,並非惡性病灶,不需過度驚慌。

肺結節依型態又可分為實心肺結節、部分實心肺結節和非實心肺結節等,醫師會依據結節大小、形狀、特性及是否為肺癌高危險族群,決定後續處理方式。

肺結節愈大,惡性風險愈高。小於 0.6 公分的結節,通常惡性機率很低,定期追蹤即可;0.6-0.8 公分的肺結節,可在 3-6 個月後再做 1 次 LDCT 檢查,如無變化就

繼續追蹤，如有變大或特徵改變，可考慮進一步處裡；0.8 公分以上的結節建議至胸腔專科門診診治。

以形狀來看，有的肺結節呈現不規則棉絮狀薄影，就像毛玻璃擋在肺組織前面，這種肺結節稱做毛玻璃霧狀病變，原發性肺癌的機率較高，但因生長速度緩慢，不需太過恐慌。

而另一種形狀圓潤緻密的實心肺結節，如果在 0.8 公分以下，較難判別是良性或惡性，會在 3 個月後安排 LDCT 檢查，如無變化則持續追蹤。若實心肺結節超過 0.8 公分，建議至胸腔專科門診診治。

隨著 LDCT 檢查逐漸普及，愈來愈多民眾健檢時發現肺結節，進而憂心忡忡，甚至寢食難安，但大部分肺結節不會轉變成惡性腫瘤，醫師判斷不需手術切除的肺結節，基本上都是安全的。民眾如健檢發現肺結節，先不要緊張，應和醫師充分溝通討論，遵循醫囑，定期追蹤，萬一發現癌變也能早期切除，根治機會很大。

3 症狀與診斷

肺癌常見症狀：久咳不癒／咳血／持續胸痛／肩痛／背痛／呼吸困難／胸悶／呼吸出現喘鳴聲／聲音沙啞等

Q1 肺癌的常見症狀有哪些？

肺癌診治的最大難題，在於很多初期病人都沒有肺部的症狀，很難警覺。即使有症狀也不易分辨，等到嚴重時大多已是 4 期，因此若出現以下症狀，有可能是肺癌徵兆，建議及早就醫釐清。

久咳不癒

咳嗽是肺癌最常見的症狀，早期通常是乾咳、無痰的咳嗽，或帶有少量白色痰液。若慢性咳嗽超過 2 週沒有痊癒，又沒有伴隨感冒、發燒等症狀，最好到胸腔科就醫檢查。至於有習慣性咳嗽的抽菸者，當咳嗽的型態、痰液質地或顏色有變化，也要當心。

▎咳血

咳血也是肺癌常見症狀，多數是痰中帶有斑駁血絲，可能持續數天或反覆發生。

▎持續胸痛、肩痛、背痛

當腫瘤侵犯到肋膜、縱膈腔或胸壁時會造成胸痛或胸部不適，若腫瘤壓迫到臂神經叢，則會引起肩痛、背痛、手臂疼痛和無力感。

▎呼吸困難、胸悶、呼吸出現喘鳴聲

當腫瘤阻塞支氣管導致肺萎陷，肺活量減少，或出現惡性肋膜積水，心包膜積水，都可能造成呼吸困難。

▎聲音沙啞

中央位置的腫瘤或淋巴結轉移常壓迫到喉返神經，導致聲帶麻痺而聲音沙啞。

▎上腔靜脈症候群

當腫瘤或轉移的淋巴結壓迫到上腔靜脈，導致血液回流心臟受阻，便可能造成頸部、臉部和上半身浮腫，嚴重時還會呼吸困難、意識不清，甚至昏迷。

其他全身性症狀

有些晚期肺癌病人會厭食、虛弱、容易疲倦，短期內體重減輕。

轉移性症狀

當肺癌轉移到其他器官時，即會產生症狀，例如顱內轉移會喪失平衡感、性格改變或類似中風症狀；骨轉移會骨頭劇烈疼痛；淋巴腺轉移頸部會出現腫塊等。

② 肺癌診斷需要做哪些檢查？

近年來，治療肺癌的武器持續增加，為了擬訂最適合的治療方式，正確診斷與分期肺癌非常重要。

通常肺癌診斷的第一步是影像檢查，若胸部 X 光片發現異常陰影，便會用電腦斷層檢查陰影的性質，確認肺部腫瘤的位置、大小後，接下來就要取得腫瘤組織做病理性診斷。依據肺癌型態和病情，每位病人要做的檢查未必相同，診斷工具各有優缺點和風險，如有任何疑慮可與醫師討論。

胸部 X 光檢查

最簡便的檢查工具，可粗略得知腫瘤大小和位置，

但不夠精細，小於 1-2 公分的腫瘤可能偵測不到。

電腦斷層掃描

無痛、快速又準確，可判定腫瘤的大小和位置，以及淋巴結侵犯的程度、是否有遠處轉移等，做為肺癌分期及治療後追蹤的主要依據，評估肺癌的治療和預後。

精準的檢查需要注射顯影劑，但小結節追蹤或肺癌篩檢可以不用，甚至進行 LDCT 檢查即可。

正子掃描

利用惡性細胞比正常細胞代謝旺盛，需要更多葡萄糖的特性，將含有放射性物質的葡萄糖注射至人體內，再從全身掃描影像確認腫瘤狀況，以鑑別肺癌病灶、是否有遠處轉移、追蹤有無復發等。

但有時會因腫瘤細胞型態或體積太小而掃描不到，當身體有感染或發炎情況也容易出現偽陽性，仍需要配合其他臨床或病理診斷。

支氣管鏡檢查及切片

支氣管鏡檢查屬於侵入性檢查，可進入氣道，檢視是否有腫瘤，觀察腫瘤侵犯的程度，必要時還可切片做細胞學或病理學檢查。

如將支氣管鏡結合超音波，更可到達肺部 90％以

上範圍,尤其針對長在支氣管外的腫瘤和淋巴結轉移,支氣管鏡超音波可精確定位病變部位,比傳統支氣管鏡的偵測率和正確率更高。

胸腔超音波導引穿刺切片或抽水

位於肺臟周邊的病灶或肋膜積水,可藉由胸腔超音波導引,以穿刺針抽吸或穿刺腫瘤,取得檢體做細胞學或病理檢查,但腫瘤太小或位於肺臟深部時則不適用。

胸腔鏡檢查加手術

有時腫瘤太小,或經過上述檢查仍無法確定診斷時,會直接以胸腔鏡手術切除腫瘤做病理檢查。胸腔鏡手術是早期肺癌治療的最佳選擇,可以同時完成診斷及治療。

其他檢查

包括磁振造影檢查、骨骼掃描和腹部超音波檢查等,用於偵測轉移病灶,如腦部、骨骼和肝臟轉移等。

③ 為什麼要做肺癌基因檢測?哪些人需要做?

當正常細胞累積一連串基因突變,引發細胞異常增

生,便會導致癌症。透過基因檢測,找到特定的肺癌驅動基因突變,就能給予更精準的藥物治療,有效改善病情、延長生命。

目前已知的肺癌驅動基因突變主要與非小細胞肺癌、特別是肺腺癌的生成密切相關,因此肺癌診療指引建議,所有晚期肺腺癌病人確診時即進行基因檢測,評估能否接受標靶藥物治療。而當病人對第一線標靶藥物產生抗藥性時,也可再做一次基因檢測,確認抗藥機轉,仍有機會找到相對應的藥物。

至於小細胞肺癌或晚期鱗狀上皮細胞肺癌,出現驅動基因突變的機率較低,因此確診時並不一定要做基因檢測。

若基因檢測並未找到特定的肺癌驅動基因突變,還是可以選擇化學治療、免疫治療或加入新藥臨床試驗,並非完全絕望。台大醫院的醫療團隊也參與許多國際臨床研究,病人只要努力治療,就有機會接受最新的藥物,千萬不要輕易放棄。

④ 肺癌基因檢測方式有哪些?差別為何?健保有給付嗎?

目前較常見的肺癌驅動基因突變為 EGFR、ALK、

ROS1、BRAF、HER2、RET、MET、KRAS 以及 NTRK 等共 9 種，其中亞洲人最常見的是表皮生長因子受體（Epidermal Growth Factor Receptor, EGFR）基因突變，台灣超過 50 % 肺腺癌病人都具有 EGFR 突變，其他肺腺癌基因突變如 ALK、ROS1 和 MET 等合計約 10 %，其餘病人則不具特定致癌基因突變，或具有的致癌基因突變尚不明確。

現有基因檢測分為單基因檢測和多基因檢測。

單基因檢測

雖然取得報告速度較快，但每次操作只能檢查一種基因突變。目前健保給付晚期非小細胞肺癌 EGFR、ALK 和 ROS1 等單基因檢測，病人通常會先檢測突變機率最高的 EGFR，如果是陰性才會再檢測其他基因，如此一來，非 EGFR 突變的病人可能需要較長的等待時間才能開始治療。

多基因檢測

次世代基因定序技術（Next-Generation Sequencing, NGS）可同時檢測多個癌症相關基因突變，效益更高，約 60-70 % 病人可找到驅動基因突變，不僅可做為標靶治療藥物的依據，也能提供日後可能發生的抗藥機轉，

但費用相對昂貴。

　　健保目前雖給付非小細胞肺癌之次世代基因定序檢測費用，但並非全額給付，因此病人仍得自費數萬元不等的費用。

　　傳統單基因檢測和次世代基因定序檢測各有優缺點，確診時應先做哪一種基因檢測或兩者並行，NGS要做小套組或大套組，病人可視自身需求和經濟能力與醫師多加討論，選擇最適合的檢測方案。

4 治療方針

肺癌治療方式：手術／放射治療／物理性消融治療／化學治療／標靶治療／免疫治療／複合式治療等

Q1 肺癌病人可以活多久？

「我還能活多久？」這是所有癌症病人最關心的問題。通常醫師會用 5 年存活率來回答，意思是在相同期別的病人中，有多少比例在 5 年後依然存活，簡單來說，可以理解成病人有多少機率能存活 5 年或超過 5 年。

根據國健署 2021 年公布的肺癌 5 年存活率，0 期的 5 年存活率是 100 %、1 期是 94.3 %、2 期是 59.2 %、3 期是 31.6 %，而 4 期是 12.6 %。1 期和 4 期的存活率差距很大，所以我總是不厭其煩提醒大家去做 LDCT 檢查，早期發現早期治療。

5 年存活率可以讓病人心裡有個底，不過治療效果

還是有個別差異,尤其是晚期肺癌,如果一開始能用標靶治療,病情幾乎都會改善;但醫師很難預測病人何時會發生抗藥性,有些人可以用標靶藥物控制好幾年,也有人半年內就惡化,必須改用其他方式治療。所以不管是幾期,都要認真追蹤監控,一有變化才能及時處理。

有些病人聽到 4 期就萬念俱灰,認為自己來日無多,不想積極治療。在 20、30 年前,晚期肺癌的確幾乎等於絕症,因為發現得太晚,無法切除,化學治療效果也不好,生命大多剩下幾個月,看著絕望的病人,身為醫師卻幫不上忙,實在很痛心。

幸好隨著醫學進展,癌症的診斷工具和治療方式突飛猛進,對抗肺癌的武器持續增加,尤其標靶藥物問世之後,也讓肺癌進入精準醫療時代。非小細胞肺癌病人如檢測出帶有基因突變,就有機會使用相對應的標靶藥物,控制病情,維持生活品質,延長存活期。

我有病人在 2020 年確診 4 期肺腺癌腦轉移,當時不但肺部腫瘤超過 7 公分,腦部還有 3 顆約 3 公分的腫瘤,病情非常嚴重。她先切除最危險的 2 顆腦腫瘤,開始服用標靶藥物泰格莎,之後以電腦刀放射手術處理餘下的腦腫瘤,再切除縮小的肺部腫瘤,抗癌至今進入第 5 年,雖然幾度復發,她仍努力接受治療,如常生活,不放棄希望。

存活率的數字只是參考，並非絕對，請病人不要悲觀，與醫師密切配合，接受治療，我很希望能成為病人的後盾，並肩抗癌，當一輩子的朋友。

② 肺癌常見治療方式有哪些？不同期別的治療目標為何？

面對難纏的肺癌，治療最重要的目標是盡可能根除腫瘤，治療方式可分為局部治療和全身治療。局部治療包括手術、放射治療及物理性消融治療；全身治療包括化學治療、標靶治療、免疫治療及合併多種治療的複合式治療。

肺癌治療愈來愈朝向精準化及個人化，癌細胞的種類和分期，病人的年紀、體能和健康狀態，都會影響治療選項。

小細胞肺癌

號稱癌王，惡化快、容易轉移復發，確診時通常已侵犯淋巴結或發生遠處轉移，所以無論侷限期或擴散期，都以化學治療為主，有些還未發生遠處轉移的病人，則會追加放射治療，效果比單純化學治療好。不過腫瘤控制一段時間後常會復發，存活率很不理想。

近年來，免疫治療成為小細胞肺癌的一線曙光。研究證實，免疫治療合併化學治療可發揮更大效用，死亡風險降低 30 %，延長晚期小細胞肺癌存活期，5 年存活率從 6 % 提高到 12 %，因此健保已將免疫檢查點抑制劑合併化學治療納入健保給付。

非小細胞肺癌

非小細胞肺癌的治療，原則上依臨床分期而定。

1. 1 期、2 期

會以手術優先，若術後評估復發風險高，則會針對腫瘤特性，追加化學治療、標靶治療或免疫治療。

高齡、慢性病和心肺功能不佳等不適合手術的病人，可用放射治療或消融治療等侵入性較低的治療方式，但較容易復發。

2. 3 期

因為腫瘤已侵犯到縱膈腔重要器官或淋巴結，病情比較複雜，一般來說 3A 期仍可以手術，但術前可做前導性化學治療及免疫治療，縮小腫瘤大小和範圍，更利於手術進行；術後再視檢體是否有殘存癌細胞，輔以追加治療，降低復發機率。

3B 及 3C 期被劃分在晚期肺癌，基本上已無法手術，

原則上會以放射治療合併化學治療。有些病人也可以使用免疫治療或標靶治療，視檢驗結果而定。

3. 4 期

治療首選是標靶治療，透過次世代基因檢測，找出特定的肺癌驅動基因突變，給予針對性的標靶藥物，就能穩定控制腫瘤；若出現抗藥性，則由醫師判斷能否接續其他標靶藥物，盡量延長腫瘤控制時間，直到標靶藥物都無效，再改為化學治療或免疫治療。當找不到合適的標靶藥物時，腫瘤 PD-L1 表現量高的病人可使用免疫治療。

此外，研究顯示，晚期非小細胞肺癌進行化學治療時搭配免疫治療，可延長存活率，再加上抗血管新生藥物如癌思停（Avastin）等，效果會更好。少數 4 期肺癌病人若藥物控制良好，甚至可以手術切除原發或轉移的腫瘤。

總之，4 期肺癌病情變化多端，個人差異很大，除了單一療法，也可能合併多種治療方式，例如標靶治療加放射治療，化學治療加免疫及抗血管新生標靶藥等，即使出現遠處轉移，仍有機會穩定控制病情，維持生活品質，甚至看起來和一般人沒兩樣。

近 20 年來，肺癌精準治療飛速進展，藥物推陳出

新,治療技術和效果持續進步,治療策略更多元有效,顯著延長了肺癌的存活期。因此晚期肺癌不再等於末期,只要在身體可承受的範圍內,搭配各種療法,就可能等到更新的治療方式出現,讓抗癌路走得更遠。

5 手術治療

胸腔鏡微創手術優點：更小的胸壁切口／更快的麻醉恢復／立體定位／精準切除／保留更多肺組織

Q1 肺癌手術方式有哪些？

手術是早期肺癌最理想的治療方式，不僅能完整切除病灶並同時做組織切片，進一步了解病情，還可將組織切片送去做基因檢測，找出基因突變和相對應的治療用藥，擬訂更周全的治療策略，提高療效。

肺癌手術方式有許多種，醫師會依照肺部腫瘤大小、生長位置、肺功能及病人的身體狀況等，決定切除方式。

次肺葉切除術：包含楔形切除或肺節切除術

僅就腫瘤所在的部位做局部楔形切除，或只切除腫

瘤所在的肺節（肺段），可以保留較多肺部功能，適合腫瘤較小（小於 2 公分）及肺功能不全或健康狀況不佳的病人。

肺葉切除術

完整切除 1 個肺葉，並徹底清除縱膈腔淋巴結，適合腫瘤侷限單一肺葉，腫瘤大於 2 公分，有淋巴結擴散疑慮，健康狀況較好的病人。

雙肺葉切除或全肺切除術

當腫瘤位置非常靠近主支氣管，或侵犯多個肺葉，則必須切除 2 個肺葉或單側所有肺葉。由於切除的範圍較大，手術風險較高，因此術前需要經由醫師完整評估心肺功能，才可能做雙肺葉或全肺切除。

人體共有 5 片肺葉（左肺 2 葉、右肺 3 葉），即使是局部切除，也會影響肺功能，因此肺功能不佳的病人，術前要先做呼吸訓練，抽菸者術前要戒菸 2 週以上，降低手術風險。

如果術前評估肺功能低於 50 %，手術風險過高，就要改採其他治療方式。

② 傳統手術和微創手術的差異為何？胸腔鏡微創手術優點為何？

傳統開胸手術要截斷 1 或 2 根肋骨，將手伸進胸腔尋找、切除腫瘤，手術傷口約 20-30 公分，病人必須要插 3 管，分別是：呼吸管用來維持呼吸、胸管幫助引流和導尿管排出尿液。術後需要 10 天以上才能恢復，且傷口會疼痛相當久，還可能出現慢性疼痛等併發症。

因此現在除非病人發生胸腔內嚴重沾黏或胸壁侵犯等情形，早期肺癌都以胸腔鏡手術為主。以台大醫院來說，目前開胸手術比例不到 5 ％，95 ％ 以上的病人都採用胸腔鏡微創手術。

多年來我們台大醫院團隊致力於傷口更小、復原更快的微創手術以及麻醉方式，採用「單孔無管、精準定位」的胸腔鏡手術切除早期肺癌，手術優勢如下：

更小的胸壁切口

比起多孔胸腔鏡手術，單孔胸腔鏡僅需一個小切口即可取出腫瘤，完成手術，不必大幅撐開肋骨，手術時間也縮短許多，2 公分以內的小腫瘤，手術時間僅需 1 小時，傷口僅約 2 公分。即使是肺葉切除，傷口也僅約 3 公分。

單孔胸腔鏡手術因傷口更小、更少，術後疼痛減輕，感染風險較低也較為美觀，大部分病人上午開完刀，下午就下床活動，隔天拔引流管，後天就出院，大概只有第 1 週不太舒服，之後就能正常生活。

更快的麻醉恢復：免插管麻醉術

傳統開胸手術為了維持病人單邊肺呼吸、手術那邊的肺不呼吸，必須給病人插上粗長的雙管氣管內管，光麻醉過程就要 1 小時，還得用大量肌肉鬆弛劑，術後易發生肺部或氣管損傷、心律不整等併發症，風險較高。

我們台大醫院團隊研發的免插管胸腔鏡手術，則是透過靜脈麻醉及神經阻斷術，不需使用氣管內管和肌肉鬆弛劑，降低對氣道和肺臟的傷害，併發症少、疼痛減輕，住院天數也縮短。

立體定位、精準切除，保留更多肺組織

肺臟切除後無法長回來，因此切除的肺部組織愈少愈好，但病灶切得不準確或清除範圍不夠，又容易復發，所以術前會以電腦斷層輔助，標記腫瘤所在位置，即可完成楔形切除或肺結切除，不需要切除整片肺葉。

台大醫院除了電腦斷層掃描導引定位，又引進支氣管電磁導航定位，搭配術前模擬訂位 3D 影像軟體，更

加精準切除病灶，手術過程更安全，保存更多肺功能，更快康復。

③ 手術後需要注意哪些事情？

最重要的是避免併發症，做好傷口照護，減少食用刺激性食物，並且絕對禁菸。出院後，傷口疼痛會持續一段時間，可酌量服用止痛藥物或貼片。若傷口發炎、發燒或呼吸困難，應盡速就醫處理。

恢復期會依年紀、心肺功能和手術切除範圍等有所差異，可參考本書手術治療後的飲食建議（見 197 頁），促進傷口癒合，增加體力。手術部位的胸壁肌肉和上臂肌肉會缺乏力氣，可做復健運動，例如抬手、擴胸、轉動肩部和散步等，走路保持抬頭挺胸，幫助肺葉擴張，增進全身循環，約 1-2 週即可提高肺活量，改善肺功能。

術後應加緊鍛鍊剩餘肺部的功能，以避免呼吸不適，減少肺擴張不全和肺炎等併發症風險。可多練習腹式呼吸，雙手放在腹部，用鼻子慢慢吸氣，腹部鼓起，嘴巴做吹口哨狀吐氣後，腹部收縮；也可做緩慢的深呼吸，吸氣 3-5 秒之後再吐氣。想咳嗽時雙手可先按住傷口，先做 1 次深呼吸，再慢慢深吸一口氣，憋氣暫停，吐氣時順勢咳出。

④ 手術切除之後，肺癌還會復發或轉移嗎？

手術切除可成功控制肺癌局部病灶，但若手術時體內有殘留不可見的癌細胞，就會導致腫瘤復發；復發機率則取決於術後病理分期，愈晚期的病人復發風險愈高。

術後只觀察、未用藥物治療的 5 年復發率，1 期約為 10-30 ％，2 期約 40-60 ％，3A 期則高達 70-80 ％，因此會建議部分 1B 期、全部 2 期和 3A 期肺腺癌病人，術後接受輔助治療，降低復發風險。

而術後監控也不能輕忽，一般建議以胸部電腦斷層定期追蹤，高風險者加做腦部核磁共振，懷疑轉移時可能會安排骨骼掃描或正子攝影。術後追蹤期間，如發生異常咳血、胸痛、骨骼痛或頭痛等身體不適，應盡速回門診檢查。

⑤ 切片檢查或切除腫瘤的過程，可能導致癌細胞擴散嗎？

切片檢查並非像切水果般切 1 片腫瘤來檢查，而是用特殊儀器取得病灶組織後，用顯微鏡確認為良性或惡性，再進行細胞學、病理學或分子生物學等檢驗分析。

肺腫瘤的切片檢查有許多方式，包括胸腔超音波導

引穿刺、支氣管鏡超音波切片和電腦斷層定位切片等，都是透過即時影像輔助定位病灶，再用細針或切片針、切片夾等工具直接取得病灶組織，侵入性小。如果結節或腫瘤是良性，切片根本不會造成轉移；即使是惡性，腫瘤細胞經由經皮細針切片散播出去的風險約在 0.1 % 左右或更低，不必過度擔心。

當腫瘤不大，但懷疑惡性度較高時，醫師會建議直接手術切除，並立刻將切下來的組織送去病理化驗；若確定是惡性就會擴大切除範圍，將腫瘤細胞清除乾淨，盡可能降低轉移擴散的機率。

由此可知，切片檢查是安全可靠的診斷利器，如此才能判斷是良性或惡性，如為惡性，還能進一步確認癌細胞組織型態和基因突變的情況，擬訂最適切的治療策略；如果因為錯誤的認知而拒絕接受切片檢查，讓病情加重，反而得不償失。

6 化學治療

化學治療照護建議： 照會營養師，避免體重減輕／搭配減輕副作用藥物／戴口罩，勤洗手／避免產生傷口

Q 什麼是化學治療？哪些肺癌病人需要做化學治療？

由於癌細胞生長及基因複製速度比正常細胞快，對藥物也更加敏感，因此可以使用化學藥物抑制癌細胞合成基因或蛋白質，即俗稱的化學治療。

化學治療可透過靜脈注射或口服給予。醫師會根據肺癌的類型、分期和身體狀況來選擇藥物及療程，並且也會視病情所需，合併放射治療或免疫治療。

小細胞肺癌

小細胞肺癌因為很早就會轉移，通常以化學治療為

主,最近研究顯示,加上免疫治療可以提升療效。少數侷限期的病人,可以追加放射治療甚至手術治療,提高存活率。

▎非小細胞肺癌（肺腺癌、鱗狀上皮細胞肺癌）

對於 3B、3C 及 4 期的晚期肺腺癌病人,一般治療順序是標靶治療優先、免疫治療次之,化學治療則是第三順位。

至於鱗狀上皮細胞肺癌因目前尚無有效的標靶藥物,所以順序是免疫治療第一,化學治療為第二。

總而言之,對於不適用標靶治療、免疫治療的晚期非小細胞肺癌病人,或當上述兩種療法都沒有療效的時候,就會建議採用化學治療,以抑制癌細胞生長,延長生命。

其他使用化學治療的情況,還包含腫瘤較大或局部淋巴侵犯部位廣的 2 期或 3A 期病人,會先做前導性化學治療,讓腫瘤縮小再進行手術,減少切除範圍,也能切除得更乾淨。

另外 1B 期、2 期或 3A 期病人,會在腫瘤切除後加做輔助性化學治療,以清除殘餘癌細胞,降低復發機率。無法用手術切除腫瘤的 3 期病人,有時也會進行化學治療合併根治性放射治療,以達到最佳治療效果。

② 肺癌常見的化學治療藥物有哪些？療程為何？

癌症病人接受的第一個化學治療方案稱為第一線化學治療，目前晚期肺癌第一線化學治療的治療準則是合併使用兩種藥物，若病人年紀較大、活動力差，則可考慮用單一化學治療藥物。

小細胞肺癌

第一線化學治療使用的藥物為白金類藥物順鉑（Cisplatin）搭配癌妥滅（Etoposide），第二線化學治療的建議處方為癌康定（Topotecan）。

非小細胞肺癌

最常用的第一線化學治療組合為白金類藥物，例如順鉑、卡鉑（Carboplatin）搭配愛寧達（Alimta）、健擇（Gemcitabine）等，效果不錯的話，會再用愛寧達做維持性治療，延長無惡化存活期。

當第一線化學治療無效時，可考慮使用其他化學治療藥物進行第二線化學治療，常用的藥物包括歐洲紫杉醇（Docetaxel）、太平洋紫杉醇（Paclitaxel）等。第三線化學治療沒有固定標準，原則上是換成之前沒使用過

的藥物。

　　晚期非小細胞肺癌的化學治療藥物組合相當多樣，也常由一線轉二線，甚至三線以上，各種藥物組合可能交替使用，藥物的順序、種類、劑量和療程次數必須與醫師充分討論。

　　化學治療的藥物組合可能因肺癌類型、健保給付條件而改變，例如臨床顯示，卡鉑加愛寧達的副作用最少，但愛寧達健保只給付給肺腺癌病人，卡鉑也只給付腎功能不佳的病人，不符合條件又想使用的病人必須自費。

　　除了少數藥物是口服，肺癌化學治療藥物主要是以靜脈注射給藥。療程週期是由治療日和休息日搭配而成，以便讓正常細胞有時間增生修復，一般來說是每隔 3-4 週注射 1 次，通常安排 4-6 個療程，中間會評估治療效果，注射完所有療程約需 3-4 個月。

　　早期白金類藥物易造成嚴重不適，導致病人非常虛弱而需要住院進行化學治療，但現在已有效果良好的藥物幫助緩解副作用，病人多半可在門診進行化學治療，不一定要住院。

　　長期由周邊血管接受化學治療的病人可能會導致血管硬化，因此治療期間醫師會建議病人在身上放置人工血管，就不必每次注射都要重新打針，可避免藥物外滲

損傷周邊組織,降低靜脈血管損傷風險,治療過程更加安全便利。

③ 聽說化學治療很毒、過程很痛苦,可以不做嗎?

或許是道聽塗說,又可能是戲劇常把化學治療演得很恐怖,不少癌症病人聽到就害怕,甚至認為做了也沒用、只會拖延受苦的時間而拒絕。

化學治療的發展已超過半世紀,早期藥物毒性強,副作用多,病人常因無法承受併發症而中斷療程,治療效果不佳還增加痛苦,也讓化學治療惡名昭彰。

但隨著第三代化學治療藥物應用於臨床,由於毒性較低,副作用減少,病人耐受度較高,治療效果提升。研究亦證實第三代化學治療可延長病人存活期,改善生活品質,尤其對無法手術根除的局部晚期肺癌,或無驅動基因突變的轉移性肺癌病人來說,化學治療仍是不可或缺的一環,也有病人接受化學治療後腫瘤明顯縮小或消失,效果很好。

此外,化學治療還能與其他治療方式相輔相成,例如不適用標靶治療的晚期肺癌病人,化學治療合併免疫治療比單用化學治療效果更好;化學治療藥物搭配抗血

管新生標靶藥物如癌思停,可抑制腫瘤血管生成,並且能讓化學治療藥物更順暢送達腫瘤,殺死癌細胞。

總之,現今的肺癌化學治療已進步很多,甚至有些70、80歲的高齡病人也可接受化學治療,成效還很不錯。病人不必受限於刻板印象,過度恐懼化學治療,應與醫師充分討論,接受契合自己的治療方案,更有機會控制病情,延續抗癌之路。

④ 化學治療副作用有哪些?會持續很久嗎?怎麼處理?

相較於手術、放射治療等針對特定器官或身體部位的局部治療方法,化學治療藥物能經由血液運送到全身,殺死原發病灶及擴散到其他部位的癌細胞。但缺點是難免傷害正常細胞,尤其是增生機能活躍的血液細胞、黏膜細胞和毛囊細胞等,分裂速度快,性質近似癌細胞,因此更容易被化學治療波及,引發各種副作用。

常見的併發症如噁心、嘔吐、食欲不振、腹瀉、便祕、白血球及血小板下降、掉髮、疲倦和末梢神經病變(手腳麻木刺痛)等,有的副作用可能在投藥日就會發生,有些症狀則會2、3週後才出現。

噁心、嘔吐可能會在開始接受治療後數小時出現,

並持續 2、3 天，疲倦和落髮可能在治療的頭幾週出現，並且持續於整個療程，一旦治療停止，正常細胞會恢復，大部分的副作用便會逐漸消失。

　　每種藥物容易發生的副作用並不相同，例如順鉑容易出現噁心和嘔吐，健擇致吐性就比較低；溫諾平（Vinorelbine）不太會掉頭髮，紫杉醇類藥物幾乎都會大量掉髮。

　　副作用發生的頻率和程度也因人而異，目前也有更好的藥物可治療化學治療併發症，例如新一代止吐藥，在化學治療前服用可大幅改善噁心、嘔吐，甚至只有輕微不適。

　　化學治療前後自我照護建議如下：

▶ 癌細胞會改變身體代謝，加速熱量和蛋白質消耗，造成肌肉組織流失，確診肺癌後即建議照會營養師，注重營養，增加蛋白質攝取，避免體重減輕，療程開始前適當休息，放鬆心情，以增進體力，降低副作用發生。

▶ 許多化學治療副作用都有藥物可以處理，化學治療過程中，如有任何不適要和醫師討論，而非一味忍耐，讓醫師評估如何調整治療計畫、妥善處理併發症，以確保療程安全進行。

▶ 化學治療期間容易發生味覺改變、食慾不振、腸胃不適等問題，吃不下東西，造成營養不良，除了服用藥物緩解，也必須因應不同症狀採取適合飲食對策（見 202 頁），以免影響治療效果。如想獲得個人化的建議，療程開始前可以先諮詢營養師，由專家提供契合病人身體狀況的飲食計畫，切勿聽信來路不明的資訊或擅自服用誇大不實的抗癌產品。

▶ 通常在化學治療後 7-14 天，白血球數值會降到最低，抵抗力變差，應多休息，攝取高熱量和高蛋白質的食物，減少出入公共場所，外出時配戴口罩，返家後徹底洗手；也要小心保護皮膚，避免產生傷口，增加感染風險；保持口腔濕潤，勤漱口，做好清潔，以預防口內炎或口腔黏膜感染。

對晚期肺癌病人而言，化學治療就如漫長旅程，過程絕不輕鬆，也有許多變數，更可能必須中途改變計畫，如有任何疑慮請和醫師充分溝通，配合治療，一定有機會爭取更多時間。

7 標靶治療

標靶治療照護建議：使用溫水或弱酸性清潔用品，避開香料和酒精等刺激性物質／塗抹保濕乳液／做好防曬

Q1 什麼是標靶治療？所有肺癌病人都可以做嗎？

自從 2003 年第一款非小細胞肺癌口服標靶藥物艾瑞莎（Iressa）問世，並在 2009 年經大型臨床試驗證實可顯著延長 EGFR 基因突變末期肺癌病人的存活期之後，標靶藥物正式開啟肺癌精準醫療的新紀元，改變肺癌的治療準則和研究方向，更替許多絕望的病人帶來希望之光。

為什麼標靶藥物可以在短時間產生奇蹟似的治療效果呢？

簡單來說，肺癌細胞（主要是肺腺癌）往往帶有特定種類的驅動基因突變，這些突變會促進癌細胞增生轉移，而標靶藥物的優勢就在於能針對突變基因加以抑制，干擾癌細胞分化生長，阻止癌細胞繁殖，就像鎖定目標的巡弋飛彈，不僅準確攻擊癌細胞，對正常細胞的傷害也較低。

隨著基因檢測技術進展，目前已找到 10 幾種肺癌驅動基因突變，標靶藥物也不斷推陳出新，成為肺癌治療的熱門關鍵字。

事實上，標靶治療主要適用於晚期、無法手術之非小細胞肺腺癌病人，必須先做基因檢測發現特定的驅動基因突變，並且有相對應的標靶藥物，才能接受標靶藥物治療。

此外，即使測出致癌基因突變，進行標靶治療，也不保證一定有效。一般來說，使用標靶藥物後約有 90 % 病人病情可獲控制，但仍有 10 % 病人治療無效，需要改用其他療法。

至於手術切除後的早期肺腺癌，假如醫師認為復發風險高，經基因檢測確認有特定基因突變（如 EGFR 或 ALK），也可使用對應的標靶藥物做術後輔助治療，降低復發風險，但健保並未給付，必須自費。

② 肺癌可以使用的標靶藥物有哪些？健保有給付嗎？

相比其他癌症，肺腺癌已知的突變基因種類和有效的標靶藥物都是最多（見下頁圖表 2），新藥也一代接一代上市。

原則上新出的藥物療效比較好，但是每位病人的體質、病情和對副作用的耐受度等並不相同，未必都適合一開始就使用最新的藥物。

每一代標靶藥物各有特色和優缺點，也有病人反而對前一代藥物的反應更好，而且有些昂貴新藥必須自費，病人個人經濟能力和商業保險給付條件也會影響藥物的選擇，病人必須綜合評估，與主治醫師好好討論，聽從專業建議。

除了單一標靶藥物，目前還有合併其他突變（如 MET 等）或抗血管新生標靶藥物的「雙標靶」治療，或合併化學治療。

圖表 2 台灣已核准上市之肺癌標靶藥物

變異基因	藥物名稱	健保／自費	說明
EGFR	艾瑞莎 Iressa	健保給付	第一代藥物
	得舒緩 Tarceva	健保給付	第一代藥物
	妥復克 Giotrif	健保給付	第二代藥物
	肺欣妥 Vizimpro	健保給付	第二代藥物
	泰格莎 Tagrisso	健保給付	第三代藥物
	肺倍恩 Rybrevant	自費	針對 EGFR exon 20 插入突變
ALK	截剋瘤 Xalkori	健保給付	第一代藥物
	安立適 Alecensa	健保給付	第二代藥物
	立克癌 Zykadia	健保給付	第二代藥物
	癌能畢 Alunbrig	健保給付	第二代藥物
	瘤利剋 Lorviqua	健保給付	第三代藥物
ROS1	截剋瘤 Xalkori	健保給付	第一代藥物
	羅思克 Rozlytrek	健保給付	
BRAF V600E	泰伏樂 Tafinlar	健保給付	兩藥多為合併使用
	麥欣霓 Mekinist		
HER2	優赫得 Enhertu	自費	
RET	普吉華 Gavreto	自費	
	銳癌寧 Retsevmo		

（接續下頁）

變異基因	藥物名稱	健保／自費	說明
MET 14 skipping	德邁特 Tepmetko	健保給付	
	泰芮塔 Tabrecta	自費	
Kras-G12C	洛滿舒 Lumakras	自費	
NTRK	羅思克 Rozlytrek	健保給付	
	維泰凱 Vitrakvi	健保給付	
VEGF	癌思停 Avastin	健保給付	抑制血管新生的標靶藥物,可與抗 EGFR 標靶藥物 *,或化學治療藥物一起使用,增進療效。
VEGFR2	欣銳擇 Cyramza	自費	

* 針對有腦轉移的非鱗狀非小細胞肺癌、無法手術切除且具 EGFR L858R 突變的晚期病人,健保自 2024 年 3 月 1 日起給付抗血管新生合併口服 EGFR 雙標靶治療。

③ 如何處理標靶治療常見的副作用？

　　一般而言，標靶治療的副作用比化學治療少，也不太會發生噁心、嘔吐和白血球減少等化學治療常見的併發症，但每種標靶藥物仍有其副作用，症狀及嚴重度也因人而異。

　　臨床上我見過不同病人服用同一種標靶藥物，有人體重暴增，有人一直變瘦，也有人血脂肪過高，心律不整、憂鬱症，甚至呼吸困難等，差異很大，因此發生明顯副作用時，必須即時告知醫師，視情況調整藥物。

　　台灣超過一半肺腺癌病人具有 EGFR 突變，EGFR 抑制劑成為最主要的標靶藥物，服藥期間不只癌細胞被攻擊，與表皮生長有關的正常細胞如皮膚、口腔和消化道黏膜也可能受到波及，又以皮膚反應最常見，病人幾乎都會發生皮疹、甲溝炎或皮膚乾燥搔癢等副作用，嚴重時會影響外觀和生活品質，甚至中斷治療，因此做好自我照護很重要。日常皮膚照護的要點如下：

> ▶ 標靶治療期間皮膚表面油脂分泌會變少，盥洗時應使用溫水或弱酸性清潔用品，不要過度用力或用指甲搔抓皮膚，清洗後以毛巾輕輕擦乾，立即

塗抹保濕乳液。若皮膚乾癢，可針對腋下、腹股溝和胯下等處使用清潔用品，其餘部位則用溫水清洗，盡量避開香料和酒精等刺激性物質。

▶從服用藥物第一天起就勤擦保濕乳液或凡士林，至少早晚各 1 次全身塗抹乳液，可延後皮膚乾癢等症狀發生的時間。

▶紫外線會促使副作用發生或惡化，外出應做好防曬，例如戴墨鏡、口罩、寬邊帽子，或是撐傘、穿長袖或抗 UV 服飾，塗抹成分溫和、防曬係數大於 30 的防曬產品。如果有使用皮膚藥膏，應先擦藥膏，20-30 分鐘之後再擦防曬產品，保護效果更好。

▶有甲溝炎時要減少碰水，塗抹凡士林、護手霜或指緣油保護指甲周圍皮膚，指甲不要剪太短。穿著舒適合腳的鞋子，避免過度摩擦腳趾。

只要使用標靶藥物，副作用就會斷斷續續出現，很難預防，所以從治療一開始就要照顧皮膚，若造成困擾，可至皮膚科就診，告知所服用的標靶藥物，遵循醫囑處理，緩解皮膚不適。只要與醫師好好合作，就能度過最難受的時期，讓標靶治療順利進行下去。

④ 標靶藥物為何會出現抗藥性？多久會產生抗藥性？如何解決？

癌細胞難纏之處就是會不斷產生變異，因此標靶藥物經過一段時間就會漸漸失效，需要更換藥物，這是標靶治療最大的難題。

抗藥性發生的時間點因人而異，我們以第一、二代EGFR 標靶藥物來說，治療後少數病人腫瘤可控制超過 5 年、甚至 10 年，但大多數會在 1 年左右出現抗藥性，也可能更短。

這時可重做基因檢測，若帶有 T790M 抗藥性基因突變，就能接續使用第三代標靶藥物泰格莎，仍有機會抑制腫瘤穩定不擴散。如果不具有 T790M 基因突變，也找不到其他適用標靶治療的基因突變，就會建議使用化學治療或免疫治療。

不論是 EGFR 或 ALK 突變，健保都已開放晚期病人一開始就使用第一代到第三代的標靶藥物。使用時可以和醫師討論最佳的使用策略。

什麼是恩慈療法？

恩慈療法是指病情危急或重症的病人，在符合某些條件下，可向藥廠申請使用我國尚未核准上市，但已於國外上市，或曾於他國或我國進行臨床試驗之藥品、醫療技術或器材。

以肺癌為例，當晚期肺癌病人經過治療，對台灣已核准之可用藥物皆產生抗藥性或沒有療效，而國外已有更新的藥物或醫療技術上市，且藥廠願意提供給台灣病人時，醫師就可替病人向藥廠申請，例如第三代標靶藥物泰格莎還未在台灣上市時，不少病人就是先申請恩慈使用。

但恩慈藥物也不是一申請就能立刻取得，有些藥廠審核嚴格，有些則相對寬鬆，至少都要2、3個月，也可能要半年以上。等藥的期間醫師仍會用各種處方治療病人，盡量增加使用恩慈藥物的機會。

8 放射治療

> **放射治療照護建議：照會營養師，補充足夠營養素／避免會刺激黏膜的食物／皮膚問題要依醫師指示塗抹藥膏**

Q1 什麼是放射治療？

　　放射治療俗稱「電療」，這個稱呼引起不少誤會，其實放射治療不是用電擊或電流刺激來治療，而是運用高能量的輻射線破壞癌細胞，阻止癌細胞生長，進而消滅癌細胞。

　　因肺部腫瘤會受呼吸影響位移，定位較難，照射癌細胞時還必須保護心臟、食道和氣管等重要器官，醫師會依病人肺部腫瘤大小、位置和健康狀況等設計最適合的放射治療計畫。

　　治療策略約可分為四個方向：

術前放射治療

手術前先做放射治療有助縮小腫瘤和減少周邊組織擴散，更利於手術切除。

術後輔助性放射治療

可手術切除的早期肺癌病人（1期、2期、3A期），如術後發現摘除的縱膈腔淋巴結有轉移，或癌細胞很接近手術切除的邊界，可在術後針對病灶加做放射治療，降低復發風險。

根除性放射治療

年齡太大、體力較差、肺功能不佳等無法手術切除的早期肺癌病人（1期、2期、3A期），或腫瘤包覆大血管、超過手術切除安全範圍的3B期病人，可採用放射治療替代手術，控制腫瘤。

不適合手術的晚期肺癌病人，除了單獨使用放射治療，也可同時合併化學治療，增加放射治療的效果，若後續再搭配免疫治療，有助降低復發風險，存活率可能更佳。

不過同時接受放射及化學治療的副作用會更明顯，年長或體能不佳的病人可以分開做，或先做放射治療，狀況許可接著化學治療，如果不行就不做化學治療。

緩和性放射治療

局部晚期或轉移性肺癌容易發生喘、咳血、疼痛，或四肢無力、走路不穩等症狀，這時放射治療已非為了根除癌細胞，而是緩解不適，改善生活品質，例如減輕肺癌骨轉移造成的疼痛，改善肺癌腦轉移的神經症狀等。

② 放射治療會痛嗎？有哪些副作用？如何處理？

放射治療就像照 X 光，不會有疼痛或燒灼感，治療當下必須穩定平躺，不能任意移動，否則會產生誤差。放射治療為局部治療，只有被照射到的部位才會產生副作用，治療後身上也不會殘留放射線，可以安心和親友、小孩共處。肺癌放射治療的常見副作用可分為急性、亞急性和慢性反應：

急性反應

會在治療開始 90 天內隨劑量累積逐漸發生，最常見的是放射性皮膚炎、放射性食道炎，也會覺得比較疲累。若症狀不嚴重，體力良好，體重沒有減輕，療程結束後數週即可逐漸復原。

如因食道發炎而吞嚥疼痛，可改吃軟質、流質等清淡

飲食,避免會刺激黏膜的食物;若皮膚發生刺痛、灼熱或脫屑,則醫師指示塗抹藥膏,勿自行使用藥物或保養品。

亞急性反應

約10-30%病人會在肺部放射治療結束後6個月內,發生亞急性放射性肺炎,症狀包括乾咳、喘和輕度發燒等,很像感冒,只要遵循醫囑適當使用類固醇治療,多數可在數週內痊癒。

慢性反應

放射治療結束後幾個月到幾年之內可能出現肺部纖維化、氣管塌陷和肌肉纖維化等,但發生率不高。

肺部纖維化很像疤痕,如果程度輕微會自行恢復,並不需要特別治療,纖維化量多時,可服藥及使用氧氣治療。放射治療結束1年之後,肺功能大約會比治療前減少10-15%,肺活量會變差,因此放射腫瘤科醫師在規劃放射治療時,會盡可能降低慢性副作用發生,在治療效果與副作用間取得平衡。

同時接受放射和化學治療的病人,可能嚴重缺乏食欲,出現吞嚥困難、腹瀉等狀況,導致體重減輕過多,治療前可至營養門診評估營養狀況,調整飲食,補充足夠營養素。

放射治療常會聽到的光子刀、電腦刀、螺旋刀、質子刀和重粒子刀等是什麼？

近年來，放射治療設備愈來愈先進，治療計畫更加精密，能讓放射劑量盡可能集中在腫瘤上，減少傷害正常組織，就像隱形的手術刀一樣，名稱也五花八門，例如光子刀、電腦刀、螺旋刀、質子刀、重粒子刀等。簡單來說，這些「刀」的差別在於不同的治療模式和影像導引技術，也各有適應症和優缺點。但治療計畫複雜，病人需要配合的事項較多。

費用方面，光子刀、電腦刀和螺旋刀的治療健保為有條件給付，質子刀與重粒子刀費用則可能數十萬到上百萬，且健保不給付。各醫院引進的放射治療設備不同，選擇哪一種「刀」，是否自費升級，要從病人病情、治療效益和經濟狀況等全盤考量，病人可與醫師好好討論再決定。

9 免疫治療

> **免疫治療優點**：對身體的傷害及副作用比化學治療小很多／搭配其他治療方式可降低復發機率、提高存活率

Q1 什麼是免疫治療？哪些肺癌病人適用免疫治療？

免疫系統是人體的防禦戰隊，負責辨認和消滅外來病毒、細菌等有害物質，清除體內癌變的細胞；但有一些聰明的癌細胞能夠偽裝成正常細胞，躲過免疫系統攻擊，迅速壯大並形成癌症。

免疫治療便是透過不同方式強化自身免疫系統辨識、撲殺癌細胞的能力，讓癌細胞無所遁形，因為是運用人體原本的防禦力抵抗癌症，對身體的傷害會比化學治療小很多。

目前肺癌免疫治療主要使用免疫檢查點抑制劑，其原理是利用抗體藥物，阻斷癌細胞與免疫細胞的鍵結，

恢復免疫細胞活性，有效辨識並摧毀癌細胞。

免疫療法為肺癌病人帶來新希望，卻不是人人都適合，必須依據病人的腫瘤生物標記表現量、身體狀況、病情和癌細胞轉移部位等綜合判斷，早期和晚期肺癌病人的治療目標也大不相同。

免疫檢查點抑制劑在肺癌的臨床使用方式如下：

小細胞肺癌

小細胞肺癌發現時，大多已經晚期，病程發展快速，容易轉移復發，近20年來第一線治療除了化學治療之外缺乏進展，病人經常陷入無藥可醫的困境。

如今臨床試驗已經證實，在第一線使用PD-L1* 免疫檢查點抑制劑合併化學治療，比起化學治療更能有效延長整體存活率、降低死亡風險；健保也從2023年12月1日起，有條件給付PD-L1免疫檢查點抑制劑與化學治療併用治療小細胞肺癌。

---

* PD1是免疫殺手T細胞的免疫檢查點，功能類似煞車，可以避免T細胞過度活化傷及自身；PD-L1則是癌細胞分泌的一種蛋白質，可以和PD1結合，偽裝成正常細胞，逃過T細胞攻擊，PD-L1表現量愈高，代表腫瘤發展受免疫檢查點影響較大，免疫治療就愈可能有效。

非小細胞肺癌

1. 早期非小細胞肺癌的輔助治療

　　早期肺癌的治療首選是手術切除，而研究顯示，部分 2、3 期非小細胞肺癌病人，術前使用前導性免疫治療合併化學治療，可消滅大部分腫瘤細胞，提高存活率；術後使用輔助性免疫治療，則可降低復發機率。因此 2、3 期非小細胞肺癌病人於手術前後，可考慮使用免疫藥物，提高存活率，不過目前健保不給付，要自費。

2. 晚期非小細胞肺癌

　　免疫檢查點抑制劑單獨做為第一線治療時，腫瘤組織的 PD-L1 表現量最好超過 50 %，有效機率愈高，存活率也會明顯優於化學治療。做為第二線以後的治療時，不論 PD-L1 表現高低，都可能會出現效果，因此不妨一試。但對於具有 EGFR、ALK 和 ROS1 等肺癌驅動基因突變的病人，免疫治療效果則不佳。

② 肺癌的免疫治療藥物有哪些？健保有給付嗎？

　　目前健保給付用於治療肺癌的免疫檢查點抑制劑，包含吉舒達（Pembrolizumab）、保疾伏（Nivolumab）、

癌自禦（Atezolizumab）等，因藥品昂貴，目前健保僅針對部分病人給付，並非人人可用。

免疫藥物單獨使用於第一線及第二線治療時，病人必須身體狀況良好，心肺和肝腎功能符合特定條件，治療期間也必須定期做影像檢查，有療效反應者才能繼續用藥，自初次處方用藥日起算，給付最長以 2 年為限。

要注意的是免疫治療費用昂貴，規定複雜，而且需要先接受基因檢測，確定不具有 EGFR、ALK 和 ROS1 等基因突變，病人應與醫師充分溝通，權衡利弊，決定適合的治療方案。

③ 免疫治療的副作用有哪些？

一般來說，比起化學治療，免疫治療副作用較少、程度較輕，通常在用藥後數週至數月間發生，常見症狀包括疲倦、皮膚紅疹、搔癢和腹瀉等；此外也可能引起肺炎、腸炎和肝炎等發炎反應，或甲狀腺功能低下、高血糖等內分泌相關副作用。

多數情況下不必過度擔心，但仍有少數病人會發生嚴重副作用，病人使用免疫藥物時應保持警覺，如有異狀立即就醫診治。

認識精準營養

PART 2

許瑞芬　教授

PART 2 導言 //

關於精準營養

　　台灣國民前十大死因之首為惡性腫瘤,而肺癌高居所有癌症類別第一位,即使經過手術切除腫瘤與輔助療法後,轉移與復發仍是肺癌病人低存活率主因。

　　肺癌細胞病變至惡性轉移之成因多元複雜,癌細胞的變異轉型快速,探索組織細胞之病理進展分子標靶,以期精準診斷與有效治療轉移肺癌之生物醫學研究,仍面臨相當大的挑戰。

　　肺癌細胞由體細胞之基因變異開啟致癌路徑,歷經觸發期、誘導期、進展期至形成腫瘤,可能潛伏數十年仍無明顯臨床症狀,直至診斷就醫時可能已是肺癌末期,即使神醫出手也回天乏術。

　　早期篩檢腫瘤並降低暴露於致癌因子的風險,為精準肺癌治療的不二法門。

許多研究指出，不當的飲食習慣是所有癌症最重要的致癌風險因子之一，像是營養不良，例如攝取高飽和脂肪、高糖、高鹽、低纖維與低複合式碳水化合物、低維生素與低礦物質之飲食內容，都是促進癌細胞惡性轉移之重要風險因子。

　　依據台灣國民營養健康狀況調查，台灣人飲食型態偏離國家每日飲食指南的建議，飽和脂肪和鈉攝取過多，鈣質、維生素 D、維生素 E、膳食纖維、葉酸和膽鹼等攝取不足，活動量低，肥胖盛行率高，導致各種健康問題，也難怪多年來癌症始終高居十大死因第一位。

　　國人相關肺癌風險因子之營養不良盛行率高，是誘導體細胞癌病變之隱形殺手。有些營養不良風險因子，進一步調節致癌與促癌轉移基因的表達，混亂正常生物能量代謝，降低免疫力與排毒能力，削弱個體自衛防禦能力，更是治療肺癌病人預後不良的元凶。

　　肺癌病人的病症都具有多元風險因子交錯影響之特異性，個人家族病史、致病基因型組態（基因多重型）、飲食文化多樣性、營養素攝取差異性（天然食物與使用補充劑）、個人體質（營養代謝差異性）、生活習慣（抽菸、喝酒和有無運動習慣等），再加上不同年齡性別、體位狀況、內外在環境毒物暴露程度等，不僅加劇細胞癌化與惡性病理進展變異度，更顯著調轉主體細胞對抗

癌細胞之防禦武力。

　　這些個人化複雜致肺癌惡性進展的飲食及環境交錯風險因子，需要以癌症醫學分子生物生化檢驗技術，結合營養醫學完整評估指標（家族與個人醫療史；體位評估；生化指標評估；臨床診斷評估；飲食評估；環境因子評估），進行肺癌相關風險因子之完整評估，方能精準篩選出個人化之營養飲食風險因子與作用分子標靶。

　　精準營養保健與肺癌治療便是由醫師與營養師等專業醫療團隊合作，協助個人進行營養醫學指標評估，鑑定篩選出最可能促成細胞癌化或惡性進展的因子，針對個人化肺癌分子標靶，設計偕同肺癌治療之精準營養飲食，以最佳化病人治療預後狀況，或規劃精準防癌飲食之健康策略，以最低化肺癌風險性。

　　癌症病人常會問：「為什麼我會得肺癌？」「為什麼我的肺癌會轉移成末期？」「我要吃什麼才能防癌或降低肺癌轉移？」其實背後都有多元風險因子相互糾葛交錯，才會出現肺癌現況這個結果。

　　很多病人不清楚個人營養飲食的實際狀況，是否攜帶致癌風險之基因多重型，或是已有增加肺癌風險之營養不足現象；也常存在許多營養防癌的迷思，擅自使用補品或營養補充劑，殊不知反而可能提高疾病風險，不利肺癌治療。

本精準營養章節即針對現行營養保健以及預防與協同治療肺癌的飲食迷思，結合營養、生化、生理和腫瘤醫學基本知識，佐以實證科學證據，闡明正確的營養保健防癌觀念。

　　倡議精準營養、肺癌預防及偕同治療是個人化與最佳化的健康照顧，由專業醫師和營養師一同進行，藉由飲食攝取評估和營養生化診斷，以精準營養醫學評估診斷其病理標靶進展之脈絡，找出營養素攝取不足或過量等風險因子，針對有問題的部分介入治療，設計適當的智慧飲食並規劃營養補充劑，持續追蹤監測，達成預防癌症或偕同治療的目標。

10 碳水化合物與肺癌之迷思

均衡飲食的三大營養素總熱量占比:蛋白質 10-20％、脂肪 20-30％、碳水化合物 50-60％

肺癌位居全球前十大死因之一、台灣前十大死因之首,轉移成惡性腫瘤的病人存活率低。肺癌風險因子的成因複雜且多樣,不均衡飲食扮演關鍵角色,其中關於調理碳水化合物(糖與多醣)攝取量以預防癌症,乃是精準營養規劃防癌飲食策略之焦點議題。

本章節將帶領大家學習人體生物能量代謝法則,剖析癌細胞代謝糖能量特質,破除以下營養飲食迷思:癌細胞喜歡吃糖嗎?低碳飲食與斷食可以餓死癌細胞嗎?吃太營養會促進癌細胞生長嗎?

其實營養不良(包括營養缺乏與營養過剩)才是促進癌細胞增生與惡性轉移之頭號殺手!相較於低碳飲

食,實踐均衡飲食更能夠匡正營養不良狀況,達成精準健康防癌策略。

① 什麼是人體生物能量代謝法則?

我們每日攝取三餐,主要獲得三大類產能營養素,包括碳水化合物、脂肪和蛋白質,消化吸收後轉換為血糖(葡萄糖)、血脂肪與血胺基酸濃度,提供體細胞汲取與氧化,代謝成組織器官可流通的生物能量貨幣腺苷三磷酸(Adenosine Triphosphate, ATP),支持個體基礎代謝以維持生命力、活動力與五臟六腑正常功能。

人體會因應成長老化的各生命階段對不同能量的需求,隨著三餐飲食攝取頻率與餐點分量、間隔時間(空腹與飢餓狀態)及活動量多寡,調節腦神經及五臟六腑等細胞之生物能量代謝型態。

在健康常態的生理狀況下,體細胞能量代謝法則以氧化葡萄糖為第一優先,其次為脂肪酸,由氧化胺基酸來產生能量則是非常時期的救命途徑。

當細胞面臨以上產能營養素不敷使用時,特別是在異常代謝壓力狀態(長期空腹、飢餓與斷食或劇烈運動等)、面臨緊急危險狀態或進入疾病病理狀態(糖尿病、肥胖或癌症等)的時候,細胞將調轉生物能量代謝型態,

以產出替代能量,主要為乳酸及酮酸,以利細胞度過能源缺乏的危險期。

▍單細胞個體的能量代謝型態

對單細胞個體如腸道細菌或微生物而言,其能量代謝型態可分為飢餓型與增生型,關鍵差異在於有沒有糖資源。

1. 飢餓型能量代謝

當糖營養素匱乏時,飢餓的微生物將限量營養素進行有氧呼吸,將葡萄糖完全氧化,產出高量 ATP,以維持生命力,此為飢餓型能量代謝。

2. 增生型能量代謝

當糖營養素充沛時,微生物代謝單糖(例如葡萄糖)時,會進行無氧發酵反應,快速產生能量與代謝間質(例如乳酸及有機酸等發酵產物),支持微生物增生,增加質量與數目,此為增生型能量代謝。

▍多細胞生物的能量代謝型態

多細胞生物(例如人體、腦神經與五臟六腑等組織細胞)多數為分化完全的成體細胞,是退出細胞增生週期的靜態穩定細胞(Quiescent Cell),大多以進行粒線

體有氧呼吸為主要生物能量代謝路徑。

1. 常態型能量代謝

只要提供充分產能營養素原料（例如葡萄糖、脂肪酸與胺基酸等），完全氧化後即可產出適量 ATP，以維持細胞生命力與正常器官代謝功能。

因此，維持人體充沛生命力以發揮組織細胞正常功能的重要關鍵因素，是穩定提供產能營養素，建構血營養素能源之「恆穩定」（homeostasis）生理狀態。

2. 增生型能量代謝

當遇到個體受傷需要修復損傷組織、重建器官或啟動免疫細胞增殖等特殊生理情境，也就是需要啟動人體完全分化成體細胞進行增生時，除了營養素能源要足夠，更需要有生長因子或裂殖素誘導其進入增生細胞週期，才能啟動增生型能量代謝，進行葡萄糖無氧呼吸作用，產生中間代謝質，例如合成 DNA 與脂肪及胺基酸原料，以利還原生合成反應，達到擴增細胞質量與增殖數目。

因此，啟動靜態成體細胞進行增生型能量代謝，營養素資源要充分，但並不是必要條件，異常生長因子或裂殖素才是促進增生型能量代謝的必要因素。

② 癌細胞的能量代謝型態有何不同？

100多年前，德國學者奧托・瓦爾堡教授（Otta Warburg）揭露癌細胞的能量代謝途徑和正常細胞相異。

多數正常細胞於有氧狀態（也就是人體進行呼吸作用時）對葡萄糖進行糖解作用，引進粒線體中，進行完全氧化，產生ATP能量。

癌細胞則會在短時間內以消耗最少能量之葡萄糖無氧發酵作用，快速產生ATP和大量乳酸，並將乳酸釋放至癌細胞周邊微血管串流之微環境，此舉正是啟動癌細胞增生與促進惡性腫瘤遠端轉移的元凶，該種代謝型態稱為瓦氏效應（Warburg Effect）。

當乳酸被釋放繼而酸化腫瘤周圍環境時，會啟動癌細胞增生機制，同時這裡聚積的高濃度乳酸將麻痺癌細胞周圍的免疫T細胞和B細胞移行，讓癌細胞逃脫免疫細胞的監視和辨識，降低殲滅癌細胞的免疫力。

癌細胞會調轉葡萄糖代謝為乳酸代謝，以支持增生癌細胞能量代謝的特異性需求：

1. **快速ATP能量需求：**葡萄糖酵解作用反應速度快，能夠迅速產生ATP能量以支持癌細胞快速增殖；

2. **於使癌細胞能夠在缺氧腫瘤微環境生存進行轉移**：在缺氧環境下，促使癌細胞轉向無氧糖酵解之乳酸代謝，不僅獲取 ATP 能量，同時產生乳酸以利啟動癌細胞轉移之機制。
3. **乳酸調控腫瘤致癌基因和代謝酶表現**：乳酸調控許多癌細胞致癌基因與抑癌基因的表現（例如 p53、Myc、Ras 等），促進癌轉移基因表現，加速惡性腫瘤的轉移。

除了葡萄糖，癌細胞對胺基酸，特別是麩醯胺酸（Glutamine），也有特殊的能量代謝需求。麩醯胺酸是癌細胞的重要能量來源和前驅物，會在癌細胞中分解為麩胺酸（Glutamate），再進一步轉化為 α-酮戊二酸（α-Ketoglutaric acid）進入三羧酸循環（TCA 循環），產生能量和中間代謝質。

在瓦氏效應下，糖酵解的代謝路徑無法充分供應 TCA 循環所需的中間代謝質，增加麩醯胺酸代謝後就可以彌補。麩醯胺酸可以轉化為重要的抗氧化劑麩胱甘肽（Glutathione, GSH），有助於癌細胞抵抗氧化壓力進行增生轉移。

③ 什麼是癌細胞重新編譯糖能量代謝的調控機轉？

無論是人體正常細胞或癌細胞，主要與優先利用的能源均為葡萄糖，當兩者同時競爭糖能源時，就是展開一場激烈的能源爭奪戰役。

對於快速增生的癌細胞而言，糖能源獲得是用以支持乳酸代謝，發揮瓦式效應，促進腫瘤擴增與惡性轉移。相較於體細胞，癌細胞競爭糖能源具有優勢性。

首先，癌細胞攜帶變異型致癌蛋白，分泌生長因子，修改能量代謝管控訊息，不僅活化大量表達葡萄糖載體數，更跳脫胰島素掌控葡萄糖吸收的限制性。依此優勢，即使在低血糖濃度下，它也能比主體細胞競爭到更多葡萄糖資源做能量代謝利用。

同時，在乳酸酸化環境，癌細胞被活化乳酸載體，更有效率吸收乳酸為替代能源。更甚者，其他癌細胞所需增生的吸收營養素通道蛋白與載體均可能被高量表達，增強競爭能源戰爭的優勢性。

所以癌細胞與體細胞於生物資源與糖能源爭奪戰爭中，重點不在糖的多寡，而是變異癌細胞所進化的搶糖武器！

這些利器來自於癌細胞啟動代謝重編程的調控機制。癌細胞代謝重編程的調控涉及多種基因和信號通路,包括以下主要調節作用標靶,例如:

- ▶ HIF-1(缺氧誘導因子1):在低氧環境下,HIF-1的活性增加,促進了糖酵解相關基因的表達。
- ▶ PI3K/Akt/mTOR 通路:此通路會在許多癌症中被活化,促進了葡萄糖攝取和代謝酶的表現。
- ▶ p53:做為腫瘤抑制因子,p53 在正常情況下會抑制糖酵解,但其突變會導致代謝重編程。
- ▶ Myc:這是一種致癌基因,能夠增加糖酵解和麩醯胺酸代謝。

由此,癌細胞通過代謝重編程來適應其快速增殖和惡性生長所需的能量和生物合成物質需求。理解這些代謝特性不僅揭示了癌症生物學的基本原理,還為開發新型抗癌療法提供了新的靶點和策略。

④ 癌細胞喜歡吃糖嗎?

體細胞與癌細胞都喜歡吃糖,兩者皆需要糖能量,

糖是它們最重要且最優先使用的能量代謝原料，藉由代謝糖產生能量貨幣 ATP。

分化完全的體細胞利用糖能量進行有氧呼吸，產生能量貨幣 ATP，支持生命力與活動力，維持組織細胞正常功能，包括生成體質、增加細胞質量、再生細胞、組織修復或維持血壓和滲透壓等。

癌細胞則利用糖能源進行乳酸代謝，以支持癌化病變與惡性轉移。

⑤ 低碳飲食可以餓死癌細胞嗎？

依據瓦式效應，腫瘤細胞為了快速增生，會大量吸收葡萄糖以產生能量。所以出現不吃糖可以剝奪癌細胞能量來源、餓死癌細胞的說法，有人提倡極低碳水化合物、高脂肪的生酮飲食，可以阻斷癌細胞利用葡萄糖快速增生，延緩腫瘤生長。

當癌細胞和體細胞在癌症病人體內互相競爭，負責和癌細胞打仗的體細胞更需要足夠能量維持戰鬥力，若攝取過少碳水化合物，熱量不足，會造成低血糖和營養不良，削弱體細胞的保護機制。尤其癌末的病人已經很瘦弱，免疫力差，能量不夠，如果再採取低碳生酮飲食，可能更危險。

再者，癌細胞具有調轉重塑糖代謝特質。癌細胞代謝靈活，彈性很高，可以在不同環境產生不同能量來源，例如乳酸，所以低碳飲食餓不死癌細胞。低碳飲食、斷食或生酮飲食讓癌細胞餓個幾天、1週，或許會看到一些腫瘤增生指標下降，但癌細胞為了生存，也會很快調轉機制，例如發現葡萄糖變少，就大量表達運糖載體，加速對有限葡萄糖的吸收利用利用率。

腫瘤周圍的微細環境很複雜，各種因子都可能影響癌細胞發展，包括攝取的食物、代謝產生的副產品等，很難人為操控，所以癌細胞沒那麼簡單被殺死。即使除掉大部分細胞，只要一小部分沒死，殘餘的癌細胞就會突變，像變形金剛一樣，演化出更特異的腫瘤標靶，導致抗藥性。

癌症病人的主要死因，就是癌細胞從原本要消滅它的路徑逃脫，而病人身體又太虛弱，無力對抗，所以抗癌首先要強化主體細胞，顧好免疫系統。

⑥ 斷食可以排毒且抑制癌細胞生長嗎？

斷食是一種古老且在現代愈來愈受歡迎的另類飲食方法，許多人相信有助於排毒並抑制癌細胞生長，但從前文的敘述，我們也可以知道斷食不僅無法餓死癌細

胞，還可能迫使癌細胞在能源斷絕的情況下，發展出更厲害的搶能源工具，或是更扭曲的異常能量代謝型態來滋養惡性癌細胞存活下來，甚至提前誘導出癌幹細胞活性，增加轉移風險。

長時間或高頻率斷食更可能傷害體細胞，人體有兩種細胞特別易感於糖能源斷絕的情況，分別是腦神經細胞和紅血球細胞。兩者皆僅依賴葡萄糖做為唯一主要能量原料，當個體斷食進入深度飢餓狀態時，不平衡能量代謝的會轉向誘導酮體生成，雖然兩種細胞均能夠使用酮體之替代能源，唯血酮酸過多會造成酮酸中毒與尿酮，可能早一步毒死體細胞，或削弱其抗癌的作戰力，例如降低免疫作戰力等。

人體細胞偏好健康生理性穩定平衡，不喜歡大起大落的極端環境挑戰，斷食造成的能量短缺，會刺激細胞不得不改變原本的產能機制，反而可能提高致癌風險。一舉兩失的斷食方式，需要三思。

可能誘發癌症的毒物分為兩類，一種是外來的毒物，例如 PM2.5、食品毒物、塑化劑、病菌病毒、污水、空污、輻射等，都會危害細胞，產生病變。另一種毒物源自身體內在的氧化壓力，有氧呼吸產生的自由基攻擊 DNA，導致細胞突變成為癌細胞。

要解毒，首先要做好防禦，減少毒物進入身體，人

體原本就有排毒機制，例如多喝水就有助排毒，多攝取纖維也可以加速清除結腸內的有毒物質。只要斷食超過6小時，細胞活性就會下降，代謝路徑開始發生變化，斷食會誘導身體進入飢餓狀態，為了生存，啟動燃燒體脂肪的機制，把儲備的能量拿來用，產能過程中可能造成更多氧化壓力，傷害主體細胞。如果癌症病人斷食，導致血糖過低、身體虛弱，不但無益於排毒，更對抗不了癌細胞。

雖然有一些研究表明斷食可能通過自噬作用和減少發炎反應來排毒並抑制癌細胞生長，但這些結論尚未在大型臨床試驗中得到充分驗證。長期或過度斷食可能導致營養不良，對身體造成負面影響。營養不足會削弱免疫系統，使身體更容易受到感染和疾病的侵襲，這與預防癌症的目標相悖。

此外，斷食可能導致血糖水平不穩定，影響整體健康。我們身體已具備肝臟和腎臟的自然排毒系統，能夠有效處理和排除體內的有害物質，目前沒有充分證據表明斷食能夠顯著增強這些器官的排毒功能。

斷食可能對一些人造成心理壓力，特別是有飲食失調史的人，或許會引發焦慮、抑鬱等心理問題，進而影響整體健康，或是削弱免疫系統，使身體更難以對抗癌細胞。

綜合來說，若以斷食做為一種健康策略，有其潛在的風險，長期或不當的斷食可能對健康造成負面影響。因此，對於希望透過斷食來排毒和防癌的人，應該在專業醫療建議下進行，以確保安全和有效。

❼ 營養不良是致癌因素嗎？

所謂的營養不良其實並不單指營養缺乏，營養過剩也是營養不良，常聽到有人問：「吃太營養會促進癌細胞生長嗎？」精準問法應該是：「營養過剩會促進癌細胞生長嗎？」

▍營養過剩

最常見的營養過剩情形是熱量攝取過多，何謂熱量攝取過多？取決於生物體在不同生命期的熱量需求。每人每日需要消耗熱量來維持基礎代謝、進行食物消化吸收與支應各式體能活動。

當成熟健康個體熱量攝取超過需求時，脂肪細胞將其轉化為體脂肪儲存，堆積過量體脂肪不僅造成過重與肥胖，此時過量體脂肪釋出的異常量細胞激素，例如瘦體素、脂聯素等，更是混亂腦神經中樞的食欲調節、誘導各組織細胞之氧化壓力、慢性發炎，以及胰島素阻抗

等異常代謝之主要元凶。

隨之而來的慢性疾病（包括肥胖）、與肥胖相關之第二型糖尿病、脂肪肝及代謝症候群等，會提高罹癌風險，所以要攝取適當熱量並控制理想體重，以降低罹癌風險。

因營養過剩產生的代謝異常疾病，例如糖尿病，由於胰島素阻抗或胰島素不足，病人雖然處於高血糖狀態，體細胞卻無法獲得葡萄糖進行能量代謝，處於飢餓狀態。

未接受治療的糖尿病人或隱性糖尿病者，高血糖會對其細胞產生傷害，例如誘導蛋白質變性、氧化壓力與發炎狀況增加或氧化血色素增加，誘導體細胞變異，可能加乘致癌風險性。

由此可知高糖會締造體細胞致癌之微環境，攝取適當熱量並控制理想體重，可以降低營養過剩促進癌細胞生長之風險。

營養缺乏

另外一種營養不良狀況是營養缺乏，營養不足的腫瘤微細環境是蘊釀細胞癌化與癌細胞惡性轉移的險惡微細環境。若是能量營養素缺乏或攝取不足將誘導癌細胞增加代謝壓力，啟動乳酸代謝效應；若是抗氧化營養素、

抗發炎營養素或抗基因損傷營養素等機能營養素攝取不足，會誘導增加氧化壓力、慢性發炎與代謝壓力等異常生理狀況，形成體細胞變異之病態微細環境。

這些營養缺乏因素常常導致體細胞變異和癌細胞增生，因此維持營養平衡之生物系統環境，以解除體細胞變異之病態微細環境、降低氧化壓力、避免慢性發炎、反轉代謝壓力、維持充分適當恆定之營養環境並滋養多數健康體細胞活力，是防堵變異癌細胞增生之不二法門。

⑧ 少吃糖或碳水化合物可以預防癌症嗎？

近年來，如何智慧化減少糖分和碳水化合物的攝取，成為預防肺癌的重要飲食策略之一。我們首先要了解糖與醣的差別。

碳水化合物（醣類）是人體主要的能量來源，包括單醣、雙醣和多醣，一般人認知裡甜甜的糖，是單醣和雙糖的總稱，合稱糖（Simple Sugar），包括砂糖、果糖和麥芽糖等。

常吃含糖食物會讓血糖飆升，氧化壓力提高，造成蛋白質變性、糖化血色素上升，導致發炎反應，促使細胞癌化，所以不吃精緻糖的確有助於降低癌症風險。

多醣則包括澱粉類和膳食纖維，這種複合型的碳

水化合物是身體主要能量來源，而且不會讓血糖大幅波動，也不會增加致癌風險，膳食纖維還有排毒的功能，所以要防癌，關鍵在於攝取的碳水化合物內容，而非不吃澱粉。

然而，現今常見的營養問題往往是攝取過量糖和精緻碳水化合物（例如白吐司、白米和甜食），造成許多健康問題，包括肥胖、糖尿病和心血管疾病，增加罹癌風險。研究顯示，血糖過高以及胰島素分泌過多與癌症（例如乳腺癌、結直腸癌和胰腺癌）的發生有關。

精緻糖的攝取會迅速提高血糖進而刺激胰島素分泌，胰島素不僅用於調節及維持血糖值，還會促進細胞生長，胰島素分泌過多和胰島素抗阻被認為與癌症細胞的增生有密切關聯，加上部分癌細胞表面擁有許多胰島素受體，使得它們對胰島素的反應更為敏感，進而引發癌細胞的增生和擴散。

慢性發炎是癌症發生的重要因素之一，長期的高糖飲食會導致脂肪組織和細胞激素（例如「介白素-6」和「C反應蛋白」）的增加。這些發炎因子會破壞正常細胞的DNA，並抑制免疫系統的功能，造成癌細胞更容易增生和擴散。

甜食或高糖飲食的確較容易導致體重增加和肥胖，肥胖與部分癌症（例如乳腺癌、結腸癌和食道癌等）有

密切關聯，會引起內分泌失調，例如增加雌激素分泌，將提高並刺激某些癌症的發生。此外，肥胖也會增加胰島素阻抗和慢性發炎的風險，這些都是癌症發展的重要因素。

因此，減少精緻糖的攝取是預防癌症的重要策略之一，透過控制血糖值和胰島素的分泌，降低發炎反應和體重，可以顯著降低罹癌風險。

均衡營養是預防癌症的重點指標，若能結合健康生活方式，例如適量運動、正常作息、不抽菸、不喝酒、不嚼檳榔、不熬夜並保持心理健康等，更能全面有效的預防癌症。

⑨ 均衡飲食與低碳飲食可以預防肺癌嗎？

均衡飲食與低碳飲食是當前健康飲食領域常見的飲食方式，兩者有不同的理論基礎和應用方式，各有優劣，我們將在此從營養均衡、長期健康影響、實施可行性和社會文化適應性等方面，探討均衡飲食與低碳飲食對預防肺癌之優缺點。

相較於低碳飲食的熱量配比著重脂肪，其次為蛋白質，最後是碳水化合物，均衡飲食的熱量配比著重碳水化合物，其次為脂肪，最後是蛋白質，符合人體利用三

大產能營養素之能量代謝優先次序。

均衡飲食提倡均衡攝取六大類食物，包括全穀雜糧類、乳品類、豆魚蛋肉類、蔬菜類、水果類，以及油脂與堅果種子類。應用於肺癌預防的優缺點，參先圖表3：

圖表3　以均衡飲食與低碳飲食預防肺癌之優缺點

	均衡飲食	低碳飲食
定義	均衡攝取六大類食物，包括全穀雜糧類、乳品類、豆魚蛋肉類、蔬菜類、水果類，以及油脂與堅果種子類。	減少碳水化合物攝取量，提高蛋白質和脂肪攝取。
三大營養素占熱量百分比	蛋白質：10-20％ 脂肪：20-30％ 碳水化合物：50-60％	蛋白質：35-40％ 脂肪：40-45％ 碳水化合物：20％
優點	▶均衡營養。 ▶滿足能量需求。 ▶維持健康體重。 ▶預防各項慢性疾病。 ▶均衡飲食強調攝取多樣化的食物，包括碳水化合物、蛋白質、脂肪、維生素和礦物質等，這樣可以確保身體獲得所需的各種營養素。每一種營養素在人體中都有其獨特的功能，缺乏任	▶穩定血糖：透過降低碳水化合物（特別是單、雙醣類）攝取量，避免血糖劇烈波動，穩定血糖水平。 ▶改善胰島素敏感性：降低碳水化合物（特別是單、雙醣類）攝取量，能有助於減輕胰島素抗性，對於糖尿病人者尤為有利。 ▶促進脂肪燃燒：減少碳

（接續下頁）

	均衡飲食	低碳飲食
優點	何一種營養素都可能導致健康問題。例如，碳水化合物是身體的主要能量來源，蛋白質是細胞修復和生成的基礎，脂肪則有助於脂溶性維生素的吸收。	水化合物攝取之後，身體會進入生酮狀態，燃燒脂肪供能，從而達到減重效果。
缺點	無。	長期缺乏碳水化合物可能導致營養不良。碳水化合物不足會影響腦部功能，因為腦部主要依賴葡萄糖做為能量來源。 長期低碳飲食還可能導致蔬果攝取不足： 1) 維生素及礦物質容易攝取不足，造成缺乏症的發生。 2) 膳食纖維不足，引發消化問題外，亦無法具有保護心血管及延緩癌症的發生。 3) 防癌小尖兵植化素具有很強的抗氧化能力，長期缺乏蔬果，將無法建立有效的防癌網絡。

（接續下頁）

	均衡飲食	低碳飲食
長期健康影響	均衡飲食被多項研究證實對長期健康有益。例如，地中海飲食、得舒飲食、麥得（Mind）飲食等都是典型的均衡飲食模式。富含蔬菜、水果、全穀類、魚類和健康脂肪、富含膳食纖維等已被證明可以降低心血管疾病、糖尿病和某些癌症的風險。	低碳飲食雖然在短期內顯示出減重和改善代謝健康的效果，但其長期影響尚不明確。有些研究表明，長期低碳飲食可能增加心血管疾病的風險，因為高脂肪攝入可能導致血脂異常和動脈硬化。 此外，極端低碳飲食可能導致酮症酸中毒，特別是在患有糖尿病等慢性病的個體中。
實施可行性	均衡飲食的實施相對簡單，因為不需要過多的飲食限制，只要遵循適量多樣的原則即可。 這種飲食方式適合大多數人，無論其健康狀況如何，都能夠找到適合自己的食物組合。	低碳飲食要求嚴格限制碳水化合物的攝取，這對許多人來說可能難以長期堅持下去。 尤其是在現代社會，許多常見食物都含有碳水化合物，如麵包、米飯和水果，完全避免這些食物不僅困難，除可能影響社交生活，也多少限制了慰藉食物的攝取影響心理。 此外，低碳飲食的高蛋白和高脂肪食物成本較高，對經濟條件有限的人群來說，也是一個挑戰。

（接續下頁）

	均衡飲食	低碳飲食
社會文化適應性	均衡飲食更容易融入不同的文化和飲食習慣。無論是在亞洲、歐洲，還是美洲，每個地區都有自己的均衡飲食方式。 例如亞洲的日式飲食、西方的地中海飲食和拉丁美洲的傳統飲食，都強調食物多樣性和營養均衡。	低碳飲食則相對難以融入傳統飲食文化。許多文化的主食都是碳水化合物，如亞洲的米飯和麵條、歐洲的麵包和義大利麵。 如果一個人遵循低碳飲食，可能需要放棄許多傳統食物，這不僅影響飲食的享受，還可能對文化認同造成影響。

儘管低碳飲食在某些情況下（例如減重和糖尿病管理）可能有其短暫的優勢，但長期的營養均衡需要考慮更多因素，而且低碳飲食在實施和文化適應性方面存在挑戰，因此長期來看，均衡飲食對於大多數人來說更為適合。

均衡飲食提供全面的營養支持，有助於維持整體健康和預防多種慢性疾病，能夠維持健康體重、穩定能量供應，並且預防多種慢性疾病，由此可見，均衡飲食是一種更可持續和全面的健康飲食方式。

11 蛋白質與肺癌之迷思

攝取紅肉注意事項：搭配全穀類、蔬果或含維生 C 的食材／選擇部位／控制食用頻率及分量

  我的一位 70 多歲好友平日勤練太極拳，信奉佛教並茹素多年，近年被診斷罹患乳癌末期，進行化學治療、放射治療、標靶治療與免疫治療。

  為了反轉治療帶來的嚴重副作用，包括消瘦、掉髮、免疫力和白血球下降等，開始依照醫師建議回歸綜合均衡飲食，搭配高蛋白質營養密度之配方產品，持續每天進行快慢跑、舒筋活絡骨脈的運動，每次 30 分鐘、每天 3 次，調養半年後，不僅體重回升、長出頭髮，而且免疫力恢復，轉移腫瘤消退，更回歸職場正常工作。

  我身為研究癌症多年的學者，對於她具有良好恢復力，能快速脫離惡性腫瘤轉移階段，相當驚訝。希望藉由友人應用蛋白質得宜之例，破除蛋白質攝取迷思，返正保健防癌之道。

① 肉吃太多會得肺癌嗎？

飲食中攝取的蛋白質無論來自動物或植物，超過個體對蛋白質的生理與生化需求時，過剩的蛋白質無法儲存於體內，會透過肝臟的尿素循環代謝轉化為尿素，隨著血液進入腎臟，過濾後排出體外，無形中增加腎臟負擔，並削弱肝腎解毒和排毒能力。

過量的蛋白質攝取會增加肝腎負擔，對人體產生生理毒性。舉例來說，當攝取過多動物性蛋白質，多餘的甲硫胺酸分解後，可能促進尿鈣流失。

所以過量攝取肉類，不僅耗損肝腎元氣，還會增加個體的代謝壓力、氧化壓力和排毒壓力，這些都是潛在致癌因素。

癌症的發生通常源於正常細胞基因突變，演變為異常的癌細胞；而誘導這些細胞變異的微環境因素，包括高氧化壓力和持續的發炎反應。當攝取動物性食物，尤其是肉類時，常會同時攝入較高含量的飽和脂肪酸和膽固醇，這些成分是引發高氧化壓力和發炎反應的潛在致癌風險因子。

蛋白質攝取量超過多少會被視為有毒飲食呢？美國食品藥物管理局（FDA）建議不宜超過總熱量的 35 ％、

美國國家科學院（NAS）建議不要超過建議量的 2 倍，台灣衛福部則建議為總熱量 10-20 %，以上為蛋白質的攝取提供適當參考範圍。

② 吃紅肉會致癌嗎？

「紅肉」通常指四隻腳的動物，例如牛和豬，與雞、鴨等家禽肉有別，經常被貼上致癌風險因子的標籤，包括結腸癌、乳癌和肺癌等疾病。

關於紅肉與癌症風險之間的關聯，學術界提出的假說包括紅肉中富含血色素的鐵過量，可能導致高氧化壓力和誘發發炎路徑，這些因素都可能成為致癌機轉的一部分。高血基質鐵（Heme Iron）還可能參與促進致癌基因的表現，同時抑制抑癌基因的功能，這些研究逐漸促成紅肉致癌的觀念。

然而，關鍵問題是，究竟攝取多少紅肉會達到致癌風險的臨界值？目前仍是學術界不斷探索的未解之謎。2024 年哈娜・納芙拉蒂洛娃（Hana F. Navratilova）等人發表的系統回顧研究，提供了新見解。該研究利用英國生物資料庫中包含的 36 項世代研究數據，分析了飲食習慣與糖尿病、心血管疾病和癌症之間的相關性，結果顯示，攝取愈多紅肉和加工肉品，罹患結直腸癌和肺

癌的風險也會相應增加。

　　而遵循健康飲食型態，例如每天攝取至少 3 份全穀類和蔬果、每週紅肉和加工肉的攝取次數不超過 2 次，以及多樣化的食物群攝取，則可以微幅降低結腸癌、糖尿病和心血管疾病的風險。

　　因此，分量控制對於降低癌症風險至關重要，適度減少紅肉和加工肉的攝取有助於降低肺癌風險。

　　另一方面，紅肉的營養價值也需要被認識。紅肉為高鐵營養密度和高鐵生物利用率的食物，對於缺鐵性貧血病人、孕婦、體弱的老年人、因化療引起缺鐵症狀的人群和對鐵的需求增加者來說，紅肉是不可忽視的鐵質來源。除非文化禁忌或宗教信仰有所限制，否則紅肉可以是餐盤設計中考慮的營養食物選項之一。

　　然而，紅肉的攝取也伴隨著動物性飽和脂肪的增加，這同樣需要考慮其可能增加的癌症風險。在這種情況下，如何在「環肥燕瘦」的喜好之間做出智慧選擇，顯得尤為重要。

　　選擇瘦紅肉如菲力或腰內肉等部位做為主菜，不僅軟嫩低脂，還可以搭配飯後水果或鮮果汁飲料，利用維生素 C 來強化鐵質吸收。同時，可溶性纖維則能促進紅肉中的膽固醇與油脂排出，進而調節血糖與血脂濃度。

　　健康飲食型態的規劃中，著重分量控制與全穀類和

蔬果結合攝取,對於偏好攝取紅肉的人來說,是一個明智且平衡的選擇。

③ 蛋白質很重要嗎?

▎適量攝取蛋白質對營養保健的必需性

蛋白質是構成人體組成的重要營養素,包括骨骼、肌肉、皮膚、毛髮及所有內臟細胞等,其中膠原蛋白是骨骼的重要組成部分,占人體總蛋白質的 25 % 以上,而蛋白質占成年人體的成分比例,男性約為 16 %,女性約為 13 %。

在生長發育階段適量蛋白質攝取對於增加體重和身高至關重要;對於已經成熟的個體,蛋白質則是維持正常生理和生化代謝功能的關鍵。

例如,蛋白質用於合成酵素,可以調控細胞能量代謝,主導和協調各種氧化還原反應,像是內分泌激素,如胰島素,由胰臟細胞合成,用以調節血糖濃度,而解毒酵素則協助肝臟排除毒素。

特定蛋白質還可以發揮組織器官和細胞的專屬功能,像是血紅素蛋白質會幫助紅血球攜帶氧氣、免疫球蛋白則支持免疫系統功能。蛋白質種類與功能多樣化,

還負責維持細胞和血液的滲透壓,平衡離子濃度並維持生理酸鹼度。

雖然我們不希望蛋白質做為產能營養素提供身體熱量,但在某些生理壓力下(例如飢荒導致的極度飢餓、嚴重創傷)時,每公克食物蛋白質能為身體提供約 4,000 大卡的能量。

因此,蛋白質不僅是身體結構的基石,亦是維持生命運轉的引擎。

藉由質量平衡之飲食攝取蛋白質

人體需要 20 種胺基酸以不同排列組合來生成具有多樣結構和多元功能的蛋白質,其中 9 種人體無法自行合成,必須依賴飲食中的蛋白質來獲取,稱為必需胺基酸,其他可以在體內自行合成的稱為非必需胺基酸。

蛋白質的合成遵循著「全有或全無」的原則,也就是必須有完整 20 種胺基酸存在,才能順利合成蛋白質,缺一不可。這一原則強調飲食中提供足夠必需胺基酸的重要性,要讓蛋白質在體內有效合成並發揮作用,關鍵在於從食物獲取足量的 9 種必需胺基酸。

如果某種食物的蛋白質含有豐富的必需胺基酸,就會被稱為高品質蛋白質,也稱做「完全蛋白質」(Complete Protein)。這些蛋白質能有效支持體內蛋白

質的合成和利用。

　　反之，如果食物中的蛋白質缺乏 1 種或多種必需胺基酸，則稱為低營養品質蛋白質，或「不完全蛋白質」（Incomplete Protein），這種蛋白質無法有效支持體內蛋白質的合成，會出現無法充分支持個體生長發育與保健生理功能的低品質蛋白質的負面效應。

　　在評估不完全蛋白質的營養價值時，科學家會比對它們與完全蛋白質（如卵蛋白）中的必需胺基酸含量，當某種必需胺基酸含量明顯不足時，這種胺基酸被稱為「限制胺基酸」，或「第一限制必需胺基酸」。它們會限制蛋白質的合成與利用，進而影響人體的生長發育和生理功能，這就像是建構大廈卻少了 1 塊重要的磚瓦，整體結構受到影響，無法充分發揮其應有的功能。

▍食物蛋白質的品質特色

　　上天賜予大地豐饒的食物，包括動物和植物兩大蛋白質來源，各自擁有豐富多樣的形式，然而，不同物種的基因決定了這些蛋白質的營養品質。

　　植物蛋白質的結構中含有許多交叉硫鏈結（Sulfur Cross-linkage），使得植物蛋白不易被人體腸道中的蛋白酶分解。一般而言，全素飲食的蛋白質消化率約為 75-80 %，低於動物性蛋白質的消化率，而動物性蛋白

質的消化率通常可達 90 % 以上，其中以牛奶和蛋的消化率最佳，其次是肉類和魚類，整體而言，飲食中蛋白質的平均消化率約為 92 %。

由此可知，做為素食者，甚至是全素者，在營養上更要攝取足夠（甚至更多）的植物性蛋白質，以彌補與動物性蛋白質消化率之間的差距。此外，動物性蛋白質通常是完全蛋白質，含有全 9 種必需胺基酸，而許多植物性蛋白質卻存在限制胺基酸的問題。例如，豆科植物中的蛋白質甲硫胺酸含量有限，而穀物蛋白中的限制胺基酸則是離胺酸，使得這些植物性蛋白質成為不完全蛋白質。

如何提高植物性蛋白質的營養品質呢？答案在於食物的互補作用。將豆科與穀類食物結合在餐盤中，一起攝取，達到相互彌補對方的胺基酸不足，從而形成高品質、含有全 9 種必需胺基酸的完全蛋白質，這種策略被稱為「互補蛋白質」。透過這種方式，植物性蛋白質也能發揮與動物性蛋白質相似的營養價值。

蛋白質在人體中的多元功能，不僅依賴於是否含有豐富的必需胺基酸，並且涉及消化率、細胞利用率以及腎臟清除率等多種因素，共同影響了飲食中蛋白質的利用性。

我們為了更精確的評估食物蛋白質的品質，可

以參考幾個指標,例如「蛋白質利用效率」(Protein Efficiency Ratio, PER)。研究發現,卵蛋白質的 PER 比乳蛋白質更高,能更有效促進體重增加和生長,而牛肉和黃豆的 PER 則大致相當。

若將消化率、細胞利用率與腎臟清除率等因素納入考量,則可以使用「生物價」(Biological Value, BV)或「蛋白質淨利用率」(Net Protein Utilization, NPU)來評估,這些評估顯示,卵蛋白質在蛋白質品質評比中名列第一。雖然單一植物性蛋白質的品質往往不如動物性蛋白質,但採用互補蛋白質的策略,則是提升植物性蛋白質品質的最佳方法之一。

蛋白質保健攝取量

生長發育中的個體,需要足夠的蛋白質來構建體內組織,特別是肌肉、骨骼、皮膚和毛髮等,這些都是促進增重和長高的必需營養素。對於成熟個體,蛋白質則更為重要,因為它不僅能維持正常的生理功能,如穩定血液滲透壓、酸鹼平衡,還支持代謝酵素、細胞和免疫系統的正常運作。

針對不同生命階段的生理需求與發育狀況,專家們制定了不同年齡層的蛋白質保健攝取量,就是「國人膳食營養素參考攝取量」(Dietary Reference Intakes,

DRIs）。蛋白質的建議攝取量會隨著生命階段的不同而有所調整，例如孕婦需要增加蛋白質攝取量以支持胎兒的健康生長，而耐力型運動員在訓練期間可能也需要額外的蛋白質補充。

如果蛋白質攝取量長期低於建議值，可能引發蛋白質營養不良，如血液滲透壓平衡失調，導致水腫等問題。更嚴重的蛋白質缺乏，伴隨著熱量不足的情況，會引發消瘦症（Marasmus），病人會出現皮包骨的瘦削體型。

住院病人，例如罹癌者，由於病情和治療副作用，可能會導致嚴重的熱量與蛋白質營養不良。另一種常見於未開發國家的幼童營養不良症狀，是紅孩兒症（Kwashiorkor），這是由於攝取低品質和低密度蛋白質飲食所導致的，特徵包括腹部和下肢水腫，以及毛髮變色。

因此，選擇高品質、完全蛋白質來源，並滿足蛋白質保健攝取量的需求，對於維持個體正常的生理功能和能量代謝，並預防包括癌症在內的疾病，是至關重要的原則。

▎合宜蛋白質的飲食設計

在全世界的飲食新浪潮下，我們在此以彩虹顏色做為食物選用的基礎，佐以地中海飲食（地中海飲食）、得舒飲食、麥德飲食的概念，針對健康成人設計 1 份

1,970 大卡的菜單,規劃每天 3 份正餐和 3 份點心的餐盤,其中提供的熱量占總熱量比例為蛋白質 20％、脂肪 30％、碳水化合物 50％、,而膽固醇含量則低於 300 毫克。

圖表 4　健康成人適量蛋白質建議菜單

餐次	菜名	材料	做法
早餐	五色健康蔬菜粥	糙米 40 公克 五彩蔬菜(胡蘿蔔、菠菜、黑木耳、紫甘藍)共 150 公克 豆腐 70 公克	1) 糙米浸泡後煮成粥。 2) 加入切丁的蔬菜及豆腐,煮至軟爛即可。
早點	水果拼盤	聖女番茄 約 7 顆 芭樂 1/2 顆 鳳梨 6 丁塊	1) 水果洗淨切丁即可。
午餐	清蒸魚片、蒸馬鈴薯配彩椒炒百合	魚柳 120 公克 薑絲 5 公克 青蔥 15 公克 馬鈴薯 270 公克 彩椒 100 公克 百合 30 公克 橄欖油 5 公克	1) 魚柳鋪上薑絲和青蔥蒸熟。 2) 馬鈴薯蒸熟。 3) 彩椒切片與百合一起炒。 4) 將魚柳、馬鈴薯和彩椒炒百合一同擺盤。
午點	雜糧堅果餅	藜麥 15 公克 燕麥 45 公克 腰果 15 公克 杏仁 15 公克 紅棗 10 公克 蜂蜜 5 公克	1) 煮熟藜麥與燕麥。 2) 將碎腰果、杏仁及切片紅棗拌入。 3) 倒入蜂蜜混合成餅狀。 4) 烘烤至微焦即可。

(接續下頁)

餐次	菜名	材料		做法
晚餐	橙汁雞肉配清炒時蔬	雞胸肉 柳橙 青江菜 蒜頭 橄欖油 黑胡椒	175 公克 1 顆 100 公克 5 公克 5 公克 適量	1) 雞胸肉切片，用柳橙汁醃漬後煎熟。 2) 青江菜搭配蒜頭炒熟。 3) 將雞胸肉與青江菜擺盤，淋上剩餘的柳橙汁調味。
晚點	薏仁紅豆牛奶湯	薏仁 紅豆 牛奶 冰糖	25 公克 25 公克 240 毫升 5 公克	1) 薏仁與紅豆煮至軟爛。 2) 倒入牛奶並以冰糖調味，即完成。

這份中式料理菜單不僅符合我們要求的營養分配比例和膽固醇限制，還結合了地中海飲食、得舒飲食、麥德飲食的健康理念，並以彩虹顏色的食材進行選擇，增強菜單的營養多樣性。

根據這份菜單，我們參考美國農業部（USDA）營養素資料庫及台灣食品成分資料庫，估算出此菜單的膽固醇、飽和脂肪及膳食纖維的含量。

菜單中總膽固醇含量低於 300 毫克、對心血管疾病有直接影響的飽和脂肪也相對的低，膳食纖維相當接近衛福部建議之 25 公克，以上皆是防癌營養飲食的規劃重點。

透過智慧防癌飲食設計，以國民每日飲食指南為基礎出發，搭配地中海飲食（地中海飲食）、得舒飲食和麥德飲食的概念，希望大家可以吃得美味、健康且長壽，遠離癌症的威脅。

12
生酮飲食與肺癌之迷思

嚴禁生酮飲食的族群：孕婦／哺乳中的產婦／罹患胰臟炎、紫質症、肝臟和某些遺傳性疾病者／新陳代謝異常者

　　由於肺癌預防與治療牽涉多元風險因子與個人體質差異性，光靠藥物或物理治療常無法達到預期成效。近期被廣泛探討之另類健康策略如生酮飲食等，即是熱門議題，被引介為癌症預防與偕同治療之前，臨床研究與人體研究的焦點。

　　然而，在實證醫學證據尚未充分釐清生酮飲食的偕同治療成效與可能產生人體毒性副作用之前，已有不少肺癌病人自行採用生酮飲食方式，希望加強抑制癌功效。但在沒有營養師與醫師的長期監護下，採用生酮飲食所導致之毒性副作用不容小覷與忽視。

　　本章節立基精準營養醫學實證依據，從人體生物能量代謝機制深入討論生酮飲食與肺癌之爭議及迷思，期能導正並回歸應用於規劃精準營養醫學於肺癌防治的根

本之道。

① 什麼是健康個體基礎能量代謝機制？

人體能量代謝機制主要將食物能量轉化為細胞可利用能源，維持個體基礎代謝率以支持生命活力、體能活動力與食物消化吸收熱效應。食物蘊含三大產能營養素：碳水化合物、脂肪和蛋白質。

▎碳水化合物

當我們攝取碳水化合物（例如麵包、米飯等），這些食物在消化道中被分解為葡萄糖等單糖進行吸收至肝臟，肝臟轉換單糖成為葡萄糖進入血液，增加血糖濃度。

多數體細胞（特別是肌肉與脂肪細胞）透過胰島素協助來吸收血葡萄糖，細胞內的葡萄糖透過糖酵解途徑被分解成丙酮酸，進而進入線粒體，經由檸檬酸循環（克雷布氏循環）和電子傳遞鏈生成 ATP，提供細胞可利用能量。

▎脂肪

膳食脂肪主要為三酸甘油酯，經消化吸收由脂蛋白運送至脂肪細胞儲存成體脂肪。

當身體處於空腹、禁食或飢餓需要能量時，激素（例如腎上腺素或升糖激素等）會促進脂肪細胞分解三酸甘油酯，釋放出游離脂肪酸和甘油。

這些脂肪酸進入細胞後，被運送到線粒體，通過 β-氧化生成乙醯輔酶 A，然後進入檸檬酸循環產生 ATP。

蛋白質

蛋白質在消化道中被分解為胺基酸，這些胺基酸進入血液並且被運送到全身各處，主要是用於合成新的蛋白質。

當能量需求增加或碳水化合物和脂肪供應不足時，胺基酸可以透過脫氨作用轉化為丙酮酸或其他中間產物，進一步透過糖新生或是直接進入檸檬酸循環，提供能量。

健康個體利用這三種產能營養素具有優先順序，葡萄糖是最主要且優先被利用的能量來源，其次是脂肪，蛋白質是最後順位，為能源救援投手。

個體無論處於飽食或飢餓狀態，葡萄糖是腦神經和中樞神經細胞可利用的主要且唯一能源。

當個體禁食超過 4 小時且沒有攝取碳水化合物，身體會啟動保護機制。此時，胰臟會分泌升糖激素，藉著

分解肝臟中的肝醣，生成葡萄糖供大腦使用。當我們持續禁食（或斷食），能量不足，身體也會開始分解體脂肪。脂肪的氧化會產生較多熱量維持能量需求。

斷食超過 24 小時，身體會進入深度飢餓狀態。此時身體會開始分解骨骼肌肉蛋白質，釋放麩醯胺酸，提供肝臟進行糖質新生作用，再轉為葡萄糖使用。如果血葡萄糖已用盡或嚴重缺乏，脂肪只能部分氧化，在不完全燃燒脂肪氧化情況下，酮體便應運而生。

個體細胞在深度飢餓時會產生酮體來替代葡萄糖能量，以維持腦與中樞神經的正常功能。然而，過度製造酮體對身體將產生酮酸中毒的不良影響。所以究竟要多少的碳水化合物攝取量，才能維持大腦與中樞神經的基本功能，避免身體產生酮酸中毒的保護機制被瓦解呢？

美國醫學研究院（IOM）與我國國健署公告國人膳食營養素參考攝取量第八版碳水化合物，建議成人碳水化合物每日建議攝取量為 130 公克，以避免酮酸中毒。衛福部建議國人每日飲食中三大能量來源的營養素比例為：碳水化合物占 50-60 %、脂肪占 20-30 %、蛋白質占 10-20 %；並且建議依照《每日飲食指南手冊》均衡攝取六大類飲食以獲得健康，但凡民眾有任何身體需求（例如懷孕、創傷、罹患新陳代謝疾病甚至癌症）時，其營養的支持也都需要建立在均衡飲食的基礎上，再進行合理調整。

② 什麼是生酮飲食的生化生理效應？

　　生酮飲食是一種高脂肪、低碳水化合物和適量蛋白質的飲食模式，主要目標是誘導身體進入稱為「生酮」的代謝狀態。這種狀態下，身體會優先使用脂肪而非碳水化合物做為主要能源來源。生酮飲食把碳水化合物的比例降到非常低，只占每天攝取熱量的 5-10 %，完全無法滿足大腦基本需求，如果持續處於低血糖，長久下來可能導致腦昏迷。

　　有些生酮飲食的支持者認為，人類的祖先以肉食為主，且身體更喜歡使用酮體來提供能量。然而，早在人類進入農耕社會之前，我們的祖先就已經開始攝取野生穀物，並且身體也優先利用碳水化合物來提供能量。因此，英文中的「Staple Food」就是指五穀根莖類食物。當我們進入飢餓狀態時，血糖會迅速下降，此時身體才會開始利用脂肪和蛋白質來產生能量。

　　酮體是身體在能量儲備耗盡、處於深度飢餓狀態時產生的替代能源，用來為腦神經細胞提供能量，但這並不意味著大腦更偏好酮體做為能量來源。深度飢餓會刺激肝臟和腎臟產生酮體，如果酮體持續大量產生，酮酸會大量釋出並迅速累積。當酮酸累積過多過快時，血液

會變酸性，導致酮酸中毒，出現脫水、噁心以及嘔吐等症狀。

生酮飲食之潛在風險和副作用包括：

1. 營養不均衡

由於限制多種食物類別，生酮飲食可能導致一些營養素（例如纖維、某些維生素和礦物質等）攝取不足。

2. 酮酸中毒

雖然罕見，但在極端情況下，生酮飲食可能導致酮酸中毒，這是危險的代謝狀態。

3. 短期副作用

包括酮流感（Keto Flu），症狀如頭痛、疲倦、噁心和頭暈等。

總而言之，體能量代謝機制涵蓋了碳水化合物、脂肪和蛋白質的轉化途徑，而生酮飲食透過酮體生成來改變身體的能量來源，要謹慎管理以避免產生嚴重的副作用。

③ 生酮飲食與肺癌治療有什麼關係？

肺癌是全球發病率和死亡率最高的惡性腫瘤之一，傳統治療方法包括手術、放射治療、化學治療和標靶治

療等。然而,隨著對癌症代謝機制研究的深入,生酮飲食開始受到關注,被當做可能的輔助治療方法。

攝取生酮飲食之低碳水化合物、高油脂熱量營養素的組合內容,相當於強制對人體灌入高量脂肪營養素,逼迫細胞從糖解反應轉而倚賴粒線體進行脂肪酸 β-氧化產生能量;再搭配低碳水化合物阻斷粒線體檸檬酸循環正常運作,誘導脂肪酸無法完全進行氧化作用,進而轉向產生酮體。

生酮飲食高度扭曲粒線體能量代謝之正常韻律與步調,增加粒線體損傷機率,放大粒線體產生惡性循環氧化自由基風險。

生酮飲食抑癌效應的理論依據來自促進癌細胞粒線體氧化代謝與壓力,可能具有加乘化學治療與放射治療殺掉癌細胞功效。

雖然動物實驗指出生酮飲食治療癌症可能安全有效,然而僅有少數臨床人體研究評估生酮飲食或禁食型態對各類癌症病人預後的影響,多半無一致性發現,目前仍有許多爭議點。

美國愛荷華大學進行 2 個第一期臨床試驗,評估放射治療與化學治療結合生酮飲食,治療晚期非小細胞肺癌(6 週)及胰臟癌(5 週)之抑癌功效。

生酮飲食設計的脂肪比蛋白質加碳水化合物重量比

例為 9 比 1，而且碳水化合物的熱量占比很低（脂肪占 90 %、蛋白質占 8 %、碳水化合物占 2 %）。

該臨床試驗在 3 年內收案 7 位進階發展非小細胞肺癌病人，平均介入生酮飲食第 3 天後出現酮酸中毒，治療期間血酮持續上升。有 4 位受試者在治療期間因便祕、疲倦、脹氣、噁心和作嘔而中止生酮飲食介入，有 1 位出現高尿酸血症而退出研究。

治療 6 週中，非小細胞肺癌受試者平均體重流失 5.6 公斤（6 % 原始體重）。酮酸中毒受試者血漿蛋白質氧化傷害指標（Protein Carbonyl Content）顯著增加，只有 2 位受試者完成 6 週介入研究，樣本太少無法進行統計分析評估生酮飲食是否具有強化化學治療與放射治療的功效。

近年來科學研究亦開始比較間歇性禁食、生酮飲食及地中海飲食是否會調整腸道菌，相對癌症治療的影響及抗癌作用機轉。

多數臨床人體研究之受試者樣本數有限，所得結果難以推衍為具有代表性的應用，針對探討肺癌偕同治療的研究更少。

2017 年有學者回顧了生酮飲食與癌症的相關研究，有些癌症初期的病人採用生酮飲食後快速減重，腫瘤縮小。但這些研究並沒有評估不同癌症的病人，在不同階

段採用生酮飲食,是否有同樣的效益,也沒有探討低血糖、酮酸中毒等副作用的問題。

而且有些研究是動物實驗,直接把癌細胞注射到小鼠體內形成原位癌,這和人體癌症生成的方式大不相同,即使某些研究顯示生酮飲食對癌症小鼠有效益,尚不足以證明對癌症病人會有同樣的效果。後續仍須更多人體臨床實驗,以了解評估生酮飲食偕同治療肺癌的功效及安全性評估。

目前醫學證實酮體有助保護腦神經細胞,因此有醫院讓難治型癲癇病童採用生酮飲食療法,改善癲癇症狀,但生酮飲食可否做為癌症的偕同治療,並沒有定論。

而且因為癌末病人採用生酮飲食的風險很高,現有的臨床試驗都是針對癌症初期和進行放射治療的病人,數量不多,用以檢測成效的標靶也不是直接與抑癌相關,例如有研究讓肥胖的乳癌病人吃生酮飲食,評估體重是否減輕、體組成產生哪些變化,但就算這些肥胖病人體重減輕、體內微細環境有所改善,也很難證明成功抑制了癌細胞。

某些癌症初期採用生酮飲食或許有幫助,但難以確定之後會不會復發,網路上流傳的有效案例可能是各種條件配合下的結果,無法證明適用於所有病人。

生酮飲食適用於哪種癌症、在哪個階段吃、怎麼吃

會有效,仍缺乏足夠的證據支持,並且酮體大量堆積還會造成血液酸性增加,讓癌細胞變得更惡性、更容易轉移。因此不建議病人採用這類極端的飲食方式,若真想嘗試,也要先諮詢專家評估需求,在營養師與醫師監督、協助下執行比較妥當。

④ 生酮飲食的安全守則有哪些?

▍生酮飲食不適合所有人

對於患有某些代謝疾病、肝腎功能不全的人來說,生酮飲食可能會帶來危險。某些研究指出,這些人進行生酮飲食時需要特別小心,並且應該在醫療專業人士的監督下進行。

▍生酮飲食不適合長期維持

多數研究顯示,生酮飲食並不適合長期維持。長期(超過6個月)進行生酮飲食可能會導致營養不良、低蛋白血症、加重心血管健康等疾病和腎功能破壞等。因此,建議在達到短期目標後,要逐漸轉向較為均衡的飲食模式。

⑤ 生酮飲食的影響有哪些？

▌生酮飲食對癲癇的治療成效

有證據表明，生酮飲食對於某些難治性癲癇病人有顯著療效。這種療法通常在專業醫療監督下進行，並且需要個別化的營養方案以確保安全和有效。

▌生酮飲食對運動表現的幫助

生酮飲食可能會在短期內改善一些人的運動表現，但長期效果尚不明確，對於高強度運動員來說可能不夠理想。研究顯示，碳水化合物是高強度運動者的主要能量來源，因此高強度運動員可能需要更高的碳水化合物攝入量。

▌生酮飲食對心血管健康的影響

一些研究表明，生酮飲食在短期內有助於降低體重和改善血脂指數，但長期效果和安全性仍需進一步研究。一些研究指出，長期高脂飲食可能會增加心血管疾病的風險，因此需謹慎評估。

Q6 生酮飲食的應用原則有哪些？

如果你相對健康，想要進行 3-6 個月的生酮飲食，建議諮詢營養師來替自己的健康把關，讓營養師來與你一起關心以下的事情：

1. 體重下降的合理性：任何的減重手段都應該讓體重在合理的情況之下，以不傷害身體的前提下進行減重。
2. 生酮飲食進行期間是否出現生理上無法承受的酮流感？營養師可以幫忙把關。
3. 你是否有準備要懷孕或正在懷孕？
4. 建議實施生酮飲食前，由營養師先用飲食頻率問卷（FFQ）來評估你目前這個階段的飲食行為及可能的營養狀況，才能未雨綢繆幫你建立客製化的諮詢服務。

而若你本身帶有一至兩種或超過兩種以上慢性病，想要實施生酮飲食，甚至實施 6 個月以上，請一定要三思：

需要調整使用藥物之劑量嗎？

服用胰島素或口服降血糖藥的糖尿病病人實施生酮飲食時，需要與醫師、營養師確認其使用藥物之調整劑量，以免造成嚴重低血糖引發昏迷、甚至休克。

自己是否為嚴禁生酮飲食的族群？

1. 孕婦、哺乳中

胎兒和嬰兒的神經系統與大腦發育需要足夠的碳水化合物做為主要能量來源。碳水化合物也是支持胎兒和嬰兒正常生長和發育所需的營養素，因此不宜在這段時間實施生酮飲食。

2. 罹患胰臟炎

指胰臟處於發炎狀態，通常是消化酶在胰臟內部活化而導致的自體消化。這種情況可能由多種因素引起，包括酗酒、膽結石、高脂飲食、某些藥物或病毒感染。

因此，當胰臟發炎時，消化酶（例如胰蛋白酶）可能在胰臟內部非正常的活化，導致胰臟組織的自我消化。此外，高脂食物將會刺激更多消化酶的分泌和活化，加重發炎狀態。

3. 罹患紫質症

紫質症（Porphyria）是種相當罕見的疾病，它不是

單一病類,而是由一群相類似的疾病所組成。造成疾病的主因是血基質(Heme)的前驅物紫質(Porphyrin)及其衍生物代謝異常,使病人體內的紫質或其前驅物累積過量而致病。

當有外在刺激(例如飢餓、不正常的飲食〔像是進行生酮飲食等〕、酒、藥物與環境刺激)或內在刺激(例如壓力、併發病症與生理週期)將會引發急性發作,出現難以忍受的腹痛及貧血症狀。

4. 罹患肝臟疾病

例如肝硬化,當肝臟出現瀰漫性發炎且肝細胞有纖維化產生造成肝臟結構上和功能上的異常時,稱之為肝硬化。此時病人需要的飲食為適當蛋白質、高熱量且低脂肪之飲食,而非高脂肪的生酮飲食。

5. 新陳代謝異常病人

例如丙酮酸激酶(Pyruvate Kinase)參與在糖代謝途徑,將磷酸基團轉移至丙酮酸,產生丙酮和ATP。這個反應是糖酵解途徑的最後一步,也是細胞中產生ATP(能量)的重要途徑之一。

在人體中,丙酮酸激酶的功能異常或缺陷可能會導致丙酮酸堆積,亦影響脂肪的代謝路徑。

6. 罹患遺傳性疾病

　　關於遺傳性疾病，像原發性肉鹼缺乏症（Primary Carnitine Deficiency）或先天性代謝脂肪的酵素缺乏（例如肉鹼棕櫚醯基轉移酶〔Carnitine Palmitoyltransferase〕、肉鹼轉位酶〔Carnitine Translocase〕）等族群，會無法完善的進行脂肪代謝，此時再給予生酮飲食，無異是雪上加霜。

13 維生素與肺癌之迷思

維生素 D 來源：陽光曝曬／天然食品／強化食品／膳食補充劑

Q1 肺癌病人補充維生素 D 有用嗎？

維生素 D 來自於陽光曝曬，天然以及強化食品，或是膳食補充劑。植物性與動物性食物分別提供維生素 D2（麥角固醇〔eargosterol〕）與 D3（鈣化醇〔calciferol〕）來源，攝取後經過消化吸收，由肝臟活化為 25-羥基維生素 D（25-hydroxyvitamin D, 25(OH) D），是檢測維生素 D 營養狀態的生化指標。

再經由腎臟轉化為具有調節基因表達之荷爾蒙活性的骨化三醇（1α, 25-dihydroxyvitamin D3），主要作用生化標的為腸道表皮細胞與骨細胞，調節鈣結合蛋白（Calcium Binding Protein）基因表達，促進腸道鈣質與骨鈣吸收，進行骨質礦物質化。維生素 D 缺乏會導致

骨質病變，包括兒童佝僂症與成人軟骨症。

許多文獻報導維生素 D 營養補充劑可能具有抗癌功效，動物與細胞實驗指出，維生素 D 補充誘導細胞程式凋亡及癌細胞分化，抑制癌細胞增生、血管新生與抗發炎等抗癌機制。

血液骨化三醇與細胞維生素 D 受體（Vitamin D Receptor, VDR）結合複合體可以藉由作用於轉錄因子，發揮免疫調節與抗發炎反應。

免疫細胞包括淋巴球、巨噬細胞、樹突細胞、T 細胞、B 細胞以及肺表皮細胞，均表現活化 25- 羥基維生素 D3 成為骨化三醇之速率限制酵素 1-α- 羥化酶（1α-hydroxylase, CYP27B1）與維生素 D 受體，具有活化維生素 D，以及成為維生素 D 作用的重要標的細胞群。

急性發炎初期，維生素 D 可抑制 Th1 以及 Th17 細胞增生，降低異常量 IFN-γ、TNF-α、IL-1、IL-2、IL12、IL-23、IL-17 及 IL-21 釋放。於發炎反應恢復期，維生素 D 可促進 Th2 細胞分化，釋放出抗發炎細胞激素（IL-4 及 IL-10），避免因過度免疫反應造成器官損傷的副作用。尤其是肺感染，維生素 D 具有抗肺部過度發炎反應的功效。

例如抑制 TNF-α 與 NF-κB 作用於免疫細胞，降

低發炎體之活化與減少 IL-1β 釋放，並降低 IL-6 表現而減輕後續過多細胞激素所誘導的發炎風暴效應。同時骨化三醇可強化先天免疫防疫系統，號召嗜中性白血球，巨噬細胞與樹突細胞對抗外源病菌，誘導適應性免疫反應。

骨化三醇可以平衡過度細胞激素分泌的發炎風暴，藉由下調類鐸受體（Toll-Like Receptors, TLRs），抑制 TNF-α/NF-κB 及 IFN-γ 訊息傳遞標靶分子。骨化三醇轉換促發炎性 Th1 及 Th17 細胞為抗發炎性之 Th2 及 Treg 細胞，釋放抗發炎激素 IL-10 及 TGF-β。

骨化三醇能夠強化自然殺手細胞活性，用以攔截與毒殺癌細胞。

維生素 D 營養補充劑是否具有抗癌功效，人體實證醫學研究則相對有限。維生素 D 營養補充劑於預防癌症或偕同治療癌症的有效劑量，介入時間與標的癌症族群等關鍵對抗人類癌症的應用，目前尚未有定論，仍為臨床試驗與流行病學研究探索的重點。

若以肺癌為例，有個觀察性世代研究追蹤 456 位早期非小細胞肺癌者，研究維生素 D 攝取量與術後存活率，發現於夏天接受手術並攝取最高量維生素 D（> 596 IU/d）者，相較於冬天進行手術且攝取低維生素 D（< 239 IU/d）者，具有較佳無復發腫瘤的存活率（Adjusted

Hazard Ratio〔AHR〕: 0.33; 95 % Confidence Interval〔CI〕: 0.15 to 0.74）。末期非小細胞肺癌病人，血清25-羥基維生素 D 濃度與存活率則無顯著相關性。

另一個觀察性世代研究觀察 447 位早期非小細胞肺癌病人，其維生素 D 營養狀態與術後追蹤 72 個月之腫瘤復發率及無復發性存活率，並以血清 25-羥基維生素 D 濃度 ≤ 15.7 ng/mL（中位數濃度）與維生素 D 攝取 ≤ 371 IU/d 者為低營養參考組。生化檢測定義血清 25-羥基維生素 D 濃度 ≤ 16 ng/mL（40 nM）是維生素 D 營養不足指標。

相較於低維生素 D 營養參考組，高血清 25-羥基維生素 D 濃度（≥ 21.6 ng/mL: 54 nM）與較佳總體存活率相關（HR: 0.74; 95 % CI: 0.50 to 1.10），特別是 1B 至 2B 期病人（AHR: 0.45; 95 % CI: 0.24 to 0.82; Ptrend=0.002），1A 期病人則無此顯著效應（AHR: 1.10; 95 % CI: 0.62 to 1.96）。

結合高血清濃度與高維生素 D 攝取（>371 IU/d）與降低死亡風險相關（AHR: 0.64; 95 % CI: 0.42 to 0.98），而較佳存活率與維生素 D 營養狀況並無顯著劑量相關性（Ptrend=0.06）。結果顯示，改善維生素 D 營養不良狀態能夠降低 1B 至 2B 期非小細胞肺癌病人死亡風險，其顯著改善性則與該研究族群最高維生素 D 診斷

營養切點相關。

觀察性研究並無法釐清維生素 D 之抗非小細胞肺癌之因果關係。近期一項隨機雙盲臨床試驗，針對非小細胞肺癌術後病人，比較維生素 D（1,200 IU/d）補充介入 1 年之預後狀況。

比較安慰劑組（n=78）與補充維生素 D（n=77）於追蹤 3.3 年後，癌症復發率與存活率並無顯著差異。

補充組血清 25-羥基維生素 D 濃度由 22.5 ng/mL（56 nM）升高至 41.7 ng/mL（104 nM），並沒有顯著改善總體存活率（包括末期、鱗狀上皮細胞及大細胞癌）。若針對早期肺腺瘤具有低血清維生素 D 濃度的病人，維生素 D 補充相較於安慰劑組，則顯示較佳無復發腫瘤存活率（86 % vs. 50 %, P=0.04）與總體存活率（91 % vs. 48 %, P=0.02）。

結果指出，特別針對維生素 D 營養不良之肺癌病人補充維生素 D 提升營養狀態，能夠改善早期非小細胞肺癌肺腺瘤預後性。不論有無維生素 D 補充劑介入，非小細胞肺癌病人若是維生素 D 營養不良（血清 25-羥基維生素 D 濃度低於 20 ng/mL: 50 nM），相較於營養狀態良好者，則顯著有較差存活率。

若以結腸癌為例，相當數量之動物與流行病學研究探討維生素 D 補充對結直腸癌化的保護性，唯尚無定

論性的人體實驗證據。能夠最低化結腸癌風險性的血清 25- 羥基維生素 D 濃度，仍是未知。許多世代研究報導較高血清 25- 羥基維生素 D 能夠降低結腸癌風險，唯其負相關性常未達統計顯著性。

相對少數隨機臨床試驗（RCTs）檢測維生素 D 補充劑對降低結腸癌或腺瘤功效，常受限於有限樣本數，不同介入時間點及補充時間長短，與副作用影響，研究結果均未達統計顯著性。

例如，大型隨機臨床試驗「婦女健康促進計畫」（Women's Health Initiative, WHI）指出，補充 400 IU 維生素 D 結合補充 1,000 毫克鈣質，並沒有顯著降低停經婦女罹患結腸癌風險。每天 1,000 IU/d 維生素 D 補充與有無 1,200 mg/d 鈣質補充，為期 3-5 年介入期，亦無顯著降低結腸線瘤復發率。

跨國際性研究計畫，統合 17 個世代研究，涵蓋 5,706 位結直腸癌病人與 7,107 位對照組參與者，檢測血清 25- 羥基維生素 D 濃度。

結果顯示，相較於骨質保健之血清 25- 羥基維生素 D 濃度（50-< 62.5 nmol/L），維生素 D 缺乏低血清 25- 羥基維生素 D 濃度（<30 nmol/L）增加結腸癌風險性（RR=1.31; 95 % CI: 1.05 to 1.62）；高於骨質保健維生素營養狀態的 2 個血清 25- 羥基維生素 D 濃度範圍區間

（75-<87.5 及 87.5-<100 nmol/L）與降低結直腸癌風險具顯著相關（RR=0.81; 95 % CI: 0.67 to 0.99; RR=0.73; 95 % CI: 0.59 to 0.91）。

每增加 25 nmol/L 血清 25- 羥基維生素 D 濃度，女性結直腸癌風險顯著降低 19 %（RR=0.81; 95 % CI: 0.75 to 0.87），但男性則無顯著效應。

若以乳癌為例，結合兩個隨機臨床試驗（n=1129, 2196）與一個觀察性世代研究（n=1713）的研究結果，於 4 年期間監測乳癌的發生率。相較於低血清 25- 羥基維生素 D 濃度（< 20 ng/mL: 50 nmol/L），血清濃度高於 60 ng/mL（150 nM）者，具 82 % 降低好發乳癌風險（Rate Ratio=0.18, P=0.006）。

經過年齡、身體質量指數（BMI）、抽菸與鈣補充攝取及研究地點調整後，高血清 25- 羥基維生素 D 濃度者（>150 nM）比低血清維生素 D 濃度者（維生素 D 不足），降低 80 % 罹患乳癌危險率（HR: 0.20, P=0.03）。

綜合目前臨床研究結果指出，降低結直腸癌、乳癌和肺癌風險的可能有效益之血清 25- 羥基維生素 D 濃度為 75-150 nmol/L。特別高齡長者，血清 25- 羥基維生素 D 若能維持 30 ng/mL（75 nmol/L）以上，在 40-60 ng/mL（100-150 nmol/L）濃度範圍，似乎較能確保健康功

效。而這些可能具有防癌之血清維生素 D 濃度，均高於目前美國醫學研究院建議維持骨健康的維生素 D 攝取量所能達到之血營養生化濃度。

　　唯目前降低結直腸癌、乳癌和肺癌風險的補充維生素 D 功效，會因性別、補充劑量、介入時間和癌症期別與種類而異，尚無定論性效益。

　　2011 年美國醫學研究院指出，尚未有充分科學研究證據，可以支持有效維生素 D 補充量能夠普遍應用癌症預防的有效性；對於結腸癌，研究數據也尚未能充分支持維生素 D 補充與降低結直腸癌風險的劑量相關性。

　　同時，高量攝取維生素 D 超過可容忍上限值（UL: 50ug，5 倍建議攝取量），則有維生素 D 中毒之虞，包括誘導高血鈣症、組織鈣化與無特定標靶之影響體細胞基因表現。長期服用高劑量維生素 D 偕同預防與協同治療癌症的毒性效應，則尚未充分被評估。

　　目前美國醫學研究院建議的維生素 D 攝取量飲食指南，立基於骨質保健指標。台灣衛福部公告的每日維生素 D 建議攝取參考值，健康成人男女性（31-50 歲）為 5ug；50 歲以上年長者為 10ug。根據全國國民營養健康調查資料顯示，這兩個年齡層國民維生素 D 攝取不足率高達 60-80 %。

　　維生素 D 營養缺乏的癌症病人，特別敏感於惡性腫

瘤轉移風險。早期進行維生素 D 營養評估與診斷是否缺乏維生素 D，依據血清維生素 D 不足程度，設計能夠改善血清維生素 D 濃度之補充劑量，並由醫師與營養師監測追蹤補充效應與副作用，方為精準個人化機能營養偕同癌症醫療的有效策略。

② 精準葉酸營養與防治肺癌有什麼關聯？

▌葉酸營養不良與罹患慢性疾病有關聯嗎？

葉酸屬 B 族維生素之一，為必需營養素，人體無法合成，必須倚賴飲食充分攝取，歷經消化吸收，經由細胞汲取後參與細胞內單碳代謝。

葉酸營養生化功能包括協助生合成嘌呤及嘧啶，提供複製 DNA 與修復損傷 DNA 不可或缺的核甘酸原料。參與胺基酸與磷脂肪代謝，維持氧化平衡狀態（Redox Status），支持細胞增生與分化。

葉酸在單碳循環產出甲基分子進行 DNA、RNA 或蛋白質甲基化，調節基因表達及維持表觀遺傳平衡，控管細胞表現正常功能與個體生長發育。

當人體面臨嚴重葉酸缺乏（血清葉酸生化指標：< 3 ng/mL），會延遲骨髓腔紅血球母細胞增殖熟化速率，

促進紅血球母細胞程式凋亡，導致巨球性貧血。人體面臨邊緣性葉酸缺乏（血清葉酸生化指標：3-6 ng/mL），會降低單碳代謝酵素活性與干擾單碳代謝生化反應。

葉酸營養不良誘導細胞生化分子變異及導致細胞功能異常，包括基因體甲基化變異、增加突變率、單雙股 DNA 斷裂、修復損傷 DNA 能力下降，強氧化物同半胱胺酸濃度上升。許多研究報導邊緣性葉酸缺乏，會增加孕婦產出神經管缺陷畸型兒、罹患心血管疾病和神經退化性疾病風險。

葉酸營養與癌症風險相關性亦有相當研究探索，唯研究成果分歧，尚未有定論性結果。

▌葉酸營養不良與罹患肺癌有關聯嗎？

曾經有臨床研究以細胞暨動物模式探討葉酸營養與致肺癌關係，多數指出葉酸營養不良是致肺癌的風險因子。唯人體研究有限，結果尚未有一致定論。

波蘭病例對照研究指出，肺癌病人血清葉酸顯著低於對照組（20.07 nmol/L vs. 22.52 nmol/L, P=0.002）。相較於低血清葉酸者（<15.92 nmol/L），高葉酸營養濃度（>25.71 nmol/L）與降低 39 % 肺癌風險具有顯著相關性。

統合性分析 9 個世代研究，包括 566,921 位受試者

追蹤其肺癌罹患風險性與飲食葉酸攝取量關係。發現每天增加葉酸攝取量 100 微克對於男性肺癌罹患風險具有顯著保護性。曾有抽菸習慣與現行抽菸者，高膳食葉酸攝取量可顯著降低 40 % 肺癌罹患風險性。

代謝葉酸酵素基因多重型可能調節葉酸營養與肺癌風險。

研究指出，無論抽菸與非抽菸者，葉酸攝取量與單碳代謝基因多重性之交互作用也會調整罹患肺癌風險性。對於非吸菸者，單碳酵素亞甲基四氫葉酸還原酶（Methylene Tetrahydrofolate Reductase, MTHFR）之基因多重性顯著影響其肺癌風險性。曾有抽菸習慣者，胸苷酸形成酶（Thymidine Synthase）基因多重性與單碳營養素甜菜鹼攝取的交互作用，可調節罹患肺癌風險性。

葉酸營養不良與肺癌轉移有關聯嗎？

不良葉酸營養不僅在早期細胞病變致癌過程中扮演重要角色，更可能影響腫瘤惡性侵犯轉移進展。近期的研究指出，侵犯轉移腫瘤為癌幹細胞疾病，存在於肺腫瘤組織極小比例的癌細胞轉型為 CSC，表現幹細胞特質，包括：

1. 表現幹細胞表皮分子標記、多功域分子標記與肺

癌幹細胞標記。
2. 進行表皮間葉調轉分化，由表皮細胞分化為具移動型間葉細胞。
3. 表現自我更生能力，足以於低貼附性微細環境生長為腫瘤球。

此表現癌幹細胞特質之腫瘤球即為血液中惡性侵犯轉移癌細胞前驅。前臨床研究指出，葉酸營養不良促進人類肺癌細胞進行乳酸代謝，誘導癌細胞瓦式效應，增加癌幹指標表現與侵犯轉移，促進低貼附性腫瘤球生成。

以胸腔注射轉殖低葉酸誘導高侵犯性之肺癌細胞動物模式，評估飲食葉酸攝取對肺癌轉移之影響性。結果指出，轉殖肺癌細胞於葉酸缺乏小鼠，促進肺組織進行瓦式效應，表現癌幹細胞分子標靶，肺腫瘤轉移率100％。正常葉酸營養小鼠抗轉殖肺癌細胞侵犯轉移，肺腫瘤轉移率為0。此前臨床試驗結果闡明主體葉酸營養不良促進肺癌的轉移率。

我們與陳晉興教授團隊合作人體臨床研究，進行葉酸營養評估，癌幹細胞代謝質體與基因標靶分子檢測，以及分析營養、基因、代謝質共伴表現交互作用之網絡標靶模組。結果指出，非小細胞肺癌腫瘤相較於配對非

癌肺組織，表現瓦式效應，低葉酸腫瘤表現進階惡性肺腫瘤之乳酸代謝效應。

分析基因表現揭露低葉酸腫瘤促進葡萄糖轉運蛋白、乳酸轉運蛋白，與葉酸轉運蛋白基因表現，顯示低葉酸腫瘤增加癌細胞對葡萄糖、乳酸與葉酸之吸收。以權重基因與代謝質共伴表現生物標靶與網絡圖譜分析，鑑定出低葉酸攝取病人、低血液酸濃度病人與低葉酸肺腫瘤病人，具亞甲基四氫葉酸還原酶單核甘酸突變點基因型者及基因體DNA低甲基化者，共同表現進階肺腫瘤的特異基因與代謝質的生物標靶網絡圖譜。

本研究結果闡明，台灣非小細胞肺癌病人之葉酸營養不良顯著增加肺癌進階發展的風險性。所鑑定出葉酸營養敏感的肺癌進階發展的網絡指印標靶圖譜，提供精準葉酸營養介入改善肺癌病人預後情況之重要實證科學依據。

葉酸補充與癌化病變效應

葉酸營養不僅調節致癌過程，增加罹患肺癌風險，針對化學治療與營養協同治療是否阻斷肺癌惡性發展，亦為精準營養醫學研究重點。

使用化學治療與葉酸拮抗藥劑（Folate Antagonist）所產生的生物體內源性葉酸單碳代謝失調，不僅造成主

體細胞系統性葉酸營養不良，降低主體細胞免疫與保護 DNA 的防禦能力，促進癌化作用；更可能誘導化學治療後殘存的癌細胞轉化為癌幹細胞，產生抗藥性與預後不良的高風險性。

相當早期的文獻報導已經指出，長期使用胺甲蝶呤（Methotrexate，葉酸拮抗藥劑）可能增加復發腫瘤轉移風險性。如何投予適當葉酸拮抗藥劑發揮癌細胞毒殺效應，抑低主體細胞葉酸缺乏毒性，減少存活癌細胞抗藥性與抑低轉移性，乃為臨床癌症營養介入治療的重要探討議題。

近年新開發的多重標的抗葉酸代謝藥劑培美曲塞（Pemetrexed）已被核准使用治療肺癌病人。然而，已有研究報導指出，長期投予抗非小細胞肺癌的化學治療藥劑培美曲塞會誘發非小細胞肺癌癌幹細胞特性，包括上調幹細胞基因指印，強化非小細胞肺癌幹細胞指標基因乙醛脫氫酶（Aldehyde Dehydrogenase）的活性，與促進癌細胞群落增生特性。乃為造成非小細胞肺癌對培美曲塞治療產生抗藥性的重要依據。

此抗藥性誘發主要藉由培美曲塞活化非小細胞肺癌轉分化上皮細胞間質轉化（Epithelial-Mesenchymal Transition〔EMT〕，癌幹細胞獲得移動侵犯性）之作用機轉。

間皮瘤對培美曲塞治療之抗藥性反應也被報導與誘發癌幹細胞特性,如促進癌細胞自我更新,促進腫瘤球形成與幹性基因指印表現相關。

　　葉酸營養不良之敏感族群常被建議佐以葉酸補充劑加強葉酸營養狀態,以降低葉酸營養不良與癌疾病風險。當癌症病人接受葉酸拮抗藥劑進行化學治療時,建議服用高量葉酸補充劑以平衡主體細胞所面臨化學治療藥劑產生的低葉酸毒性。培美曲塞為已被核准使用治療肺癌病人的多重標的抗葉酸代謝藥劑。研究報導指出,非小細胞肺癌病人補充高劑量葉酸補充劑與維他命 B_{12} 可改善化學治療的毒性與增加存活率。

　　然而,動物實驗指出,高量葉酸補充(4 倍以上動物葉酸需要量)會促進腸腫瘤增生與增加侵犯轉移性。細胞與人體研究同時也揭露高量葉酸補充會誘發細胞毒性,增加疾病風險性,包括腦神經病變、心血管病變與癌病變,為葉酸營養不良利刃之另一端弊病。

　　葉酸促癌效應可能取決於葉酸攝取型式,是人工合成補充劑中氧化態葉酸劑型,或是天然食物還原態葉酸劑型。有隨機雙盲臨床實驗指出,使用葉酸補充劑會提高罹患攝護腺癌風險 2 倍,維持膳食葉酸攝取具有保護作用。

　　有統合分析研究指出,攝取足量膳食葉酸(食物天

然葉酸劑型）可以降低罹患胰臟癌及結腸癌風險；使用葉酸補充劑不具防癌效應。

葉酸劑量是另一個影響癌病變之重要關鍵因子。例如每天服用葉酸補充劑高達 1 毫克，相當於葉酸建議攝取量 2.5 倍，再外加補強葉酸食品及天然食物所攝取葉酸量，會增加攝護腺癌風險。

不同癌腫瘤相對於葉酸效應也有所差異。多數流行病學研究指出，天然食物來攝取葉酸或維持良好葉酸營養狀態，具有抗腦頸癌、食道癌、肝癌與腦癌之保護效應。唯葉酸對結腸癌、乳癌、攝護腺癌及肺癌之抗癌功效，尚未有定論性研究結果。葉酸之於上述癌風險相關性，可能同時取決於葉酸補充時機與補充時間長短。需要依照醫師與營養師等醫療團隊之精準營養醫學診斷與評估以規劃最佳化的預防及協同治療之葉酸營養介入。

▎精準葉酸營養評估診斷之必要

葉酸營養不良為致肺癌之風險因子，早期進行監測評估以精準診斷葉酸營養狀態及精準介入葉酸營養補強策略，為降低肺癌風險之不二法門。

過量補充葉酸可能誘導病變細胞進展為癌細胞，是相當重要之全球公衛健康議題。自從 1989 年美國立法通過穀類食品葉酸強化政策，全面性增加其國民葉酸攝

取量之後,政策規劃者及科學家就一直關注是否會因而提升惡性腫瘤好發率及癌症相關致死率。

人體高量葉酸補充(超過 1 毫克)將改變癌細胞所處微細代謝環境,長期服用是否也會引發主體細胞毒性問題?是否會影響肺癌腫瘤惡性進展與預後性?

於治療肺癌臨床應用面向,仍然需要與醫師、營養師及相關專家合作,進行葉酸營養評估診斷與監測,做為精準營養飲食設計與智慧化營養介入偕同治療之數位化平台,以達最佳化肺癌預後效果。

14 水的排毒與保健功效

> **有助保持水平衡的喝水時機：起床後／兩餐之間每 2 小時／用餐前、晚餐後、睡前和運動前 1 小時／運動中、後**

　　減少致癌毒物暴露，預防體細胞病變進展為癌細胞，是防癌不二法門。喝水排毒，是眾所皆知的常識。喝多少水分能夠充分發揮排毒作用，喝水為何能加值營養保健功效？讓我們由多方位角度學習如何喝出水的保健功效。

▌水營養的特色

　　「水」是六大必需營養素的其中之一，能夠維持人體生命力與正常生活機能。人體無法自行製造必需營養素，只能透過飲食攝取，倘若攝取不足，身體會產生病變，甚至有生命危險，因著此特性，被稱之為「必需」營養素。

　　「水」存在於周圍環境，幾乎無處不在，從居家使

用的自來水、河川溪流、海洋和空氣中都不可或缺，水對人體來說也是「巨量營養素」之一，代表人類每天必須大量攝取水分，才能維持生命機能。一般來說，某些特定營養素只要微量攝取，即能達到保健效果，但是水在人體扮演的角色不一樣，應當是每天攝取最多的營養素，才能達到保健的功能。

① 為什麼水很重要？

水到底有多重要呢？它的重要性來自多元面向：

▌體內最重要的組成之一

以人體的「體組成」來看，水的重量約占成人體重的 50-60 % 以上，嬰幼兒則占 75 % 以上都是水分，在體組成當中占比最高，這也呼應到常見的減重迷思，在短時間內快速瘦身，大部分減掉的可能並不是贅肉，而是水分。

事實上快速減重是危險的示範，代表著短時間內人體大量失去水分，恐怕會引發病變，對生命造成威脅，因此想瘦身的人千萬不要急著看到瘦身成果，而追求快速減重。

優良的溶劑

人體的血液、細胞中的細胞質、體液和尿液都含有水分，萬一失去水分，細胞就會失去形態，邁向死亡。

另一方面，水分是良好的溶劑，某些平時靠飲食攝入的「水溶性營養素」可溶解於水，幫助身體吸收並發揮功效；此外，水分也可以溶解毒素，因此水分若不足，就沒有介質將毒素溶解，更無法透過尿液將毒素排出，久而久之就會導致膽固醇過高、結石等疾病，這也是倡導社會大眾多喝水以保持健康的原因。

調節人體酸鹼值

水分在化學上的定義，除了扮演溶劑的角色，也發揮另一個特性──負責調節體內酸鹼值。舉例來說，血液和細胞的酸鹼值必須維持在中性（pH 值約 7.2），當中就是靠著水做為緩衝溶液的作用進行調節，倘若血液或細胞偏離中性，可能有酸中毒或鹼中毒的風險。

運輸

當營養素溶解在水中，不僅可以讓營養發揮功效，還有運輸的功能。食物攝取進入消化吸收的階段時，營養素藉由血液中的水分，透過全身密布、如水道般的血管──動脈、靜脈及微血管，將營養素輸送到全身上下

的器官或組織中,讓身體達到循環的效果。

排泄與排毒

水除了負責運輸細胞所需要的營養素之外,同時也負責排出過多、剩餘的營養素,以防止造成毒素累積而產生毒性,這個過程正是「排泄」。若攝取對身體造成不良影響的毒物,會透由肝臟進行解毒,然而解毒所產生的廢物,必須由尿液排出,而尿液主要組成物質就是水。

細胞間的潤滑液

水分更是細胞或組織的潤滑液,例如眼睛裡的淚液,使得眼睛內的組織細胞不會過於乾裂,進而引發乾眼症;關節液則可減少關節表面之間的摩擦,使得關節在運動時能夠平滑的滑動,由於軟骨沒有自己的血液供應,關節液又具有黏稠性,能夠吸收和分散關節受到的衝擊和壓力,起到緩衝的作用,保護關節結構;唾液可以潤滑口腔和食物,幫助吞嚥和說話,並有助於保護牙齒和口腔黏膜,含有抗菌成分,可以抑制細菌生長,唾液中也具有消化酶,初步緩解食物中的澱粉。

調節體溫

水分可以幫助調節體溫。正常的體溫為 37°C。其作用在於當水分通過四肢時,同時也將熱量疏散。經常可

以聽到:「發高燒的時候要多喝水。」原因即在水可以協助排除身體多餘熱量,達到調節體溫的效果。

維持適當的滲透壓,穩定血壓

滲透壓是指細胞內外或血管內外的壓力差,牽涉到離子在細胞或血管內外的通透性,這些離子需要溶解在水中,形成電解質。當這些電解質在細胞內外通過時,就會產生細胞內外的滲透壓。

適當的滲透壓有助於細胞維持其形態,也有助於維持血壓。當滲透壓發生異常變化時,細胞的形態可能會發生異常變化。例如,當 1 個細胞處於高滲透壓環境中時,細胞會皺縮,這也是血壓調節的原理,因此水分也具有維持穩定血壓的功能。

② 每天要喝多少水?

既然水分占體組成 50 % 以上,又是人體必需攝取的巨量營養素,每天究竟該喝多少水呢?

營養保健科學家們提出「水平衡」公式,計算每天需要攝入的水量,公式包含 3 個元素:第一是飲水量(Input);第二是水分的流失量(Output),即水分的排出量;第三是水平衡的狀態:

飲水量 － 流失量＝水平衡

每天的飲水量減去流失量，就等於水的平衡狀態，此公式幫助我們理解和維持體內適當的水分比例，從而維持生命力，而水平衡會產生三種平衡性：

1. **零平衡**：飲水量－流失量＝ 0
2. **正平衡**：飲水量－流失量＞ 0
3. **負平衡**：飲水量－流失量＜ 0

當飲水量等於流失量，就會達到零平衡。換言之，攝入的水量正好等於排出的水量，因此達到平衡，水分不增不減，維持體內的水分比例。

理想情況下，水平衡方程式可以顯示人體每天所需的飲水量，當每天需要喝的水量，正好用來平衡每天需要排出的水量，這就是水平衡的概念：「透過調節每天的飲水量，來平衡每天的水分流失。」

水平衡出現變異會怎麼樣？

如果水平衡出現變異，也就是說不再是零平衡，會導致兩種病理狀況：

1. 正平衡

第一種病理狀況是當飲水量超過流失量時，即輸入減去輸出為「正平衡」，代表喝入的水分無法完全排出，有一部分會蓄積在組織細胞間，這種情況稱為「水腫」。

很多人會陷入迷思，就是水腫時不能喝太多水，擔心水分無法排出，但造成水腫的根本原因，是腎臟的功能出現異常。

水分排出的重要途徑是排尿，而尿液的產生由腎臟主導，如果腎功能正常，飲水量增加會導致尿量增加，從而達到零平衡，所以健康的人不必擔心飲水過量，腎臟會負責排出多餘的水分。

反之，當腎臟出現問題，則無法正常排尿，此時可能出現水腫等病理狀況，這時需要諮詢醫師，因為牽涉到腎臟疾病，並不是單純透過飲食營養就能解決。

2. 負平衡

另一種水分失衡情況是飲水量小於流失量，也就是「排出的水量大於攝入的水量，這時會出現「負平衡」，即體內的水分不斷流失。這種情況會導致脫水，脫水是非常危險的狀態，在所有營養素中，水分的缺乏是最迅速致命的。

脫水的情況是，當水分逐漸從體內流失時，會導致

一系列變化，包括血壓波動和器官衰竭，最終可能導致死亡。此外，大量出血（失血）與脫水情況類似。因為血液中約 90 % 是水分，所以大量失血也會導致體內水分減少、血壓降低等問題。這些都是水分缺乏的嚴重後果，因此在所有必需營養素中，水分的缺乏是最嚴重的，也是最快速可能導致死亡的，這一點千萬不能忽視。

每天要喝 8-10 杯水

每天需要喝多少水才足夠呢？這個「足夠」的概念其實就是維持「零平衡」。

健康的成年人在正常情況下，水分平衡應維持在零平衡，即喝的水量應等於每天排出的水量，因此需要計算出人體一天排出多少水量，方能知道平時應該要攝取多少水量。

科學家們透過實證研究，分析了不同性別和年齡的人，從他們每日由各種途徑排出的水量，發展出建議每日飲水量。

每天的水分排出主要有幾個途徑：

1. **尿液排出**：這是排出水分的主要途徑。
2. **糞便排出**：糞便中也含有水分，水分不足會導致便祕。

3. 皮膚蒸發：透過流汗從皮膚蒸發掉的水分。
4. 呼吸蒸散：呼吸過程中也會損失一部分水分。

科學家評估了 24 小時內從這些途徑排出的水量，得出了每天的飲水建議量，尿液排出是最大的水分流失途徑，其次是糞便和呼吸，流汗也會導致水分流失，尤其是在運動或高溫環境下。

後續科學家評估出來的結果，是每天所需的水量大約是體重的 10 倍。以一般體重來說，相當於每日攝取 2-2.2 公升左右的水量，約 8-10 杯。

蔬菜水果含水量很高，油脂與糖含水量低

該如何正確補充水分呢？最常見的方法是喝水或飲料。此外，固體食物中也含有水分，所以平時規劃健康的三餐時，應將食物的含水量也考量進去。而當身體進行新陳代謝時，身體也會產生代謝性水分，但只占整體水分補充的一小部分。

在攝取水分方面，喝水可以 1 杯 1 杯的飲用，輕鬆達到 8-10 杯的水量。然而，固體食物的含水量各不相同，因此選擇含水量豐富的食物對於維持水分平衡也至關重要，例如蔬菜和水果這樣的食物含水量較高，萵苣高達 95 % 是水分。而油脂類食物，例如奶油和糖等含水量極

低,所以吃完會口渴。

▎運動、天熱時水分流失快,恐導致脫水

水分可透過呼吸和汗水的蒸發而流失,因此在運動、炎熱天氣或高海拔環境下更加明顯。

我們經常看到運動員攜帶水壺,因為在運動期間,呼吸速率會加快,這導致水分流失更快,同時透過出汗排泄,也會增加水分需求。因此,每次外出郊遊或運動時,帶水比帶零食點心更為重要。

如何知道運動後該補充多少水分呢?建議可以透過比較運動前後的體重,來確定流失的水分量,並補充水分。運動前後測量體重的方法非常直觀,運動前記錄體重,運動後再次測量體重,兩者之間的差異,即為運動中流失的水分量。例如,如果運動後體重減少了 1 公斤,就需要補充 1 公升的水分。

萬一不慎引發脫水,對身體非常危險,務必確保每天攝取的水量要和流失的水量相同。當水分持續流失且無法補充時,就可能進入危險的脫水階段,當水分流失增加時,就需要相應增加補充水分的量,每天補充 8-10 杯的水量是最基本的。

▌可從體重變化知道脫水危險程度

脫水的危險程度可以透過「體重」來衡量，因為體組成中大部分是水分，當水分流失體重會迅速下降，使得體重成為脫水的重要指標之一。

有些人會透過快速減重的方式來減輕體重，但是這樣做是危險的，因為減下的大部分可能是水分。透過關注體重變化，以及身體的異常反應，有助及早發現脫水跡象。

脫水有哪些跡象或症狀呢？當身體水分流失達到體重的1-2％時，例如50公斤的體重，流失約50公克，相當於2、3杯水的量，就會產生「輕度脫水」，症狀主要表現為口渴，這是身體發出的訊號，提醒應該補充水分了。然而，如果此時沒有及時補充水分，水分仍然會持續流失，尤其是在呼吸加速、運動時。

當水分流失達到體重的3％時，血壓會下降，因為水分是維持血液滲透壓的重要因素，當水分流失時，血壓也會下降。然而，這種血壓下降不會有任何感覺。

如果水分持續流失到體重的5％，這時就會變得危險，會影響腦部功能，導致精神不清或意識混亂，甚至可能昏迷。

當水分流失達到體重的10-20％時，會對器官功能

造成嚴重損傷,這是因細胞內的水分流失會導致細胞萎縮,無法正常發揮功能,甚至可能造成組織傷害,在這個階段的脫水是非常危險的,如果不及時補充水分,會導致生命危險。

這種判斷方法適用於日常生活中的各種情況,包括正常活動和特殊情況下的水分需求調整。例如,在炎熱的天氣或進行高強度運動時,水分需求量會增加。我們需要根據這些情況適當增加水分攝入量,以確保身體的水分平衡。

口渴不是衡量喝水時機的指標

如前述,運動後體重的下降反映了水分的流失,因此運動時和運動後的水分補充非常重要,建議運動前後最佳的喝水時機為運動前1小時,應該稍微補充一些水分,保持體內水分平衡。運動過程中,應適時補充水分,如果感到口渴或出汗量大,應立即喝水。運動後,測量體重並補充相應的水分。

除了運動,一般人在日常生活中的喝水習慣也非常重要。很多人僅在口渴時才喝水,但口渴並不是最佳的喝水指標,因為當口渴時,代表體內已經出現了輕度的水分流失,約達到體重的 1-2 %,這時候再喝水可能已經有點晚了。

此外，當水分流失導致血壓下降，會被腎臟偵測到，腎臟就會向大腦發出訊號，提醒我們需要喝水。然而，如果沒有及時補充水分，身體會啟動「補償機制」，腎臟會回收尿液來暫時緩解血壓下降，這會使口渴感消失，讓人誤以為不再需要喝水。另外，如發燒、嘔吐和腹瀉，水分流失可能不會引起明顯的口渴感受，但身體此時也需要補充大量水分，因此口渴並不是判斷喝水時機的指標！

因此建議要「固定時間」喝水，例如，每天早晨起床後喝水，而每次餐前、餐後及睡前都要喝水。若在高溫環境，或發燒、嘔吐、腹瀉時，即使沒有感到口渴，也應主動增加水分攝入量。養成良好的喝水習慣，有助於預防脫水，保持身體的最佳狀態。

▎喝水要有「韻律」

喝水的韻律是根據身體水分流失的規律和需求來安排，可幫助保持水平衡，促進代謝和排毒。

1. 起床後

建議起床後立即喝 1-2 杯水，因為在睡眠期間，身體透過呼吸或流汗流失了水分。早晨喝水可以補充這些流失的水分，並幫助清除體內的代謝廢物，促進排尿。

2. 用餐前

在每餐前大約 1 小時喝 1 杯水,有助於消化和代謝。在早餐前特別重要,如果早晨有運動習慣,運動後也應補充水分。

3. 兩餐之間

建議在早餐和午餐之間,以及午餐和晚餐之間,每 2 小時補充 1 次水分。例如,如果你 8 點吃早餐,12 點吃午餐,10 點左右應喝 1 杯水。

4. 運動前、中、後

運動前 1 小時喝水,運動過程中根據需要補充水分,運動後根據體重減少的水分量補充,有助於保持運動中的水分平衡,防止脫水。

5. 晚餐後和睡前

在晚餐後及睡前 1 小時喝水,有助於身體夜間的代謝和排毒。老年人或有夜尿問題的人,應在睡前 1 小時前補充水分,以減少夜間頻尿的困擾。

喝太多水,會引發水中毒嗎?

在正常情況下,健康的人不太可能因為喝水過量而中毒。這是因為我們的腎臟有能力處理多餘的水分並將

其排出體外。過量喝水導致水中毒的情況，在極少數情況下會發生，像是腎功能不全，如果腎臟無法正常排除多餘的水分，水中毒的風險會增加，這時候應該就醫檢查腎臟功能。

因此喝水的韻律和適當的時機安排，對於維持身體健康和促進代謝有重要意義，避免依賴口渴的感覺做為喝水的指標，應該要定時喝水，保持身體的水分平衡，有助於促進身體代謝，排除代謝廢物，維持整體健康。

關於 PART 2 參考資料，請見
https://qrcode.cwgv.com.tw/bgh2151

認識肺癌飲食

PART 3

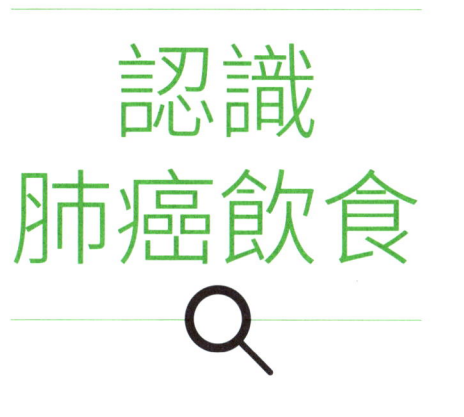

葉宜玲　營養師

PART 3 導言 //
關於肺癌飲食

肺癌是全球最常見的癌症之一,無論是在診斷階段還是治療過程中,病人都可能面臨營養相關的挑戰。根據研究,約 50 % 以上的癌症病人在確診時已經出現營養不良,而肺癌病人由於疾病的特性,營養狀況可能惡化得更快。

營養不良會影響治療的耐受度及增加併發症風險,甚至影響預後。因此,如何透過飲食管理來提升病人的營養狀況,是每位病人及其家屬需要關注的重要議題。

確診肺癌後,許多病人及家屬可能會感到徬徨與無助,不知道如何在治療過程中維持營養與體力。本書即是希望透過提供科學且實用的飲食指引,幫助他們建立信心,減少因資訊不足而產生的迷思與焦慮。營養不僅是身體的支撐,更是一種能讓病人與家屬在面對疾病時,感到有掌控感的重要因素。

肺癌的治療方式包括手術、化學治療、放射治療、標靶治療以及免疫治療等，每種治療都可能帶來不同的副作用，進而影響病人的食物攝取與營養狀況。營養師的角色不僅是提供病人飲食建議，更要幫助他們在治療過程中，維持良好的營養狀態，提高生活品質，甚至提升治療成效。

癌症病人的營養需求與一般人不同，肺癌病人更是如此。由於病情進展、治療等都會影響肺部功能，部分病人可能會出現呼吸困難、慢性咳嗽和食欲不振等問題，使得進食更加困難，再加上癌症本身改變身體的營養素代謝，使病人更容易出現體重減輕、肌肉流失等惡病質現象。

研究顯示，營養狀況良好的肺癌病人在接受治療時，能夠更好的耐受副作用，降低併發症風險，並改善預後。特別是充足的熱量與蛋白質攝取，對於維持肌肉質量、避免惡病質的發生至關重要。因此，抗癌治療時期，透過適當的飲食介入，不僅能幫助病人保持體力，還能提升治療效果。

許多病人在接受抗癌治療時，可能會出現噁心、嘔吐、口乾、吞嚥困難、味覺改變、腹瀉、便祕和乳糜胸等副作用，這些問題若未及時處理，可能進一步影響食欲和營養攝取。

針對這些挑戰，營養的介入能夠發揮效用，維持治療期的熱量與蛋白質攝取，透過變換食物種類、質地、進食方式和飲食結構等手法，減少治療副作用的影響，並補充此時期必要的營養素，例如維生素 D、鋅和 Omega-3 脂肪酸等。

當病人無法透過一般飲食方式攝取足夠營養時，口服營養補充品（ONS，後文簡稱口服營養品）可能就成為重要的輔助工具。然而，市面上有許多不同類型的營養品，該如何選擇適合的產品？病人是否需要高蛋白、高熱量或腫瘤配方的營養品？該補充 1 罐、2 罐，還是 3 罐？該如何挑選符合訴求的產品？

在本章節中，將進一步解析如何根據個別狀況選擇合適的營養補充品，並說明正確的使用方式，避免不必要的副作用。

這一章目的在於解決肺癌病人及家屬最常遇到的飲食相關問題，內容涵蓋肺癌病人的飲食原則與建議、如何改善治療過程中的副作用、癌症惡病質的營養應對策略、口服營養品的選擇與使用時機，並解答癌症病人的常見飲食疑問，最後還附上容易執行的食譜示範，幫助病人在家也能吃得營養均衡。

透過這些內容，希望能幫助病人與家屬找到適合的飲食策略，減少營養相關的困擾，進而提升生活品質。

同時,也希望能透過了解,減少因確診肺癌而產生的徬徨與焦慮,讓飲食成為一種可掌控的力量。

飲食不僅是維持生命的基本需求,更是支持治療的重要環節。我們希望這本書能成為病人的實用指南,讓每一位肺癌病人都能透過適當的營養管理,更加安心、穩定的挺過治療之路。

15 飲食原則

確診癌症後的營養準備：好好吃，避免體重減輕或營養不良／慎選衛生安全的食物／養成量體重的習慣

① 飲食如何影響癌症治療效果和預後？

病人的營養狀況，是整個抗癌治療過程是否成功的重要關鍵之一。「營養治療」目的在改善因疾病本身或治療過程所產生的副作用，用以減少病人體內代謝紊亂的情形，經由營養評估與營養診斷，提供個人化的飲食計畫，以期增加病人食物攝取狀況、維持體重或避免體重減少過多、保持體能，藉此降低抗癌治療計畫被改變或中斷的風險。癌症病人的居家營養照顧可分為 2 個階段「治療期飲食」與「恢復休養期飲食」。

治療期飲食

由於疾病本身與治療過程皆會增加體內能量與蛋白質的損耗，出現食欲不振、體重減輕和肌肉嚴重損耗等現象，因此飲食計畫著重在高蛋白與足夠熱量上。

攝取足夠的蛋白質可維持病人的體力並提升免疫力，另外足夠的熱量攝取，可提升蛋白質的利用率，例如合成耗損的細胞、增長肌肉和恢復體力等。

後文我們將針對治療期的飲食與營養照護原則進行介紹。

恢復休養期飲食

完成癌症療程後，病人的病情獲得緩解，發炎反應與不適的症狀也趨於和緩，這個時期的飲食原則著重在身體的復原和攝取足夠的營養素，因此，飲食計畫以均衡飲食、養成健康飲食習慣和維持理想體重為主。

均衡攝取六大類食物，包含全穀雜糧類、乳品類、豆魚蛋肉類、蔬菜類、水果類，以及油脂與堅果種子類，可充分攝取多種營養素，食物分類與攝取分量可參考衛福部國健署2018年版之《每日飲食指南手冊》或諮詢營養師；規律的飲食、節制飲酒、避免過多含糖飲料、醃漬和燒烤等烹調食品等良好飲食習慣的養成也非常重要。

> **TIP 建議**
> 癌症治療期間關鍵在於「體力」的保持,而正確的「營養支持」才能讓身體有足夠的耐受力。

❷ 抗癌飲食和防癌飲食一樣嗎?

抗癌飲食和防癌飲食不一樣喔!

▍抗癌飲食

是確診罹患癌症後,正在接受抗癌治療時期的飲食方針,舉凡手術治療、化學治療、放射線治療、標靶治療或免疫治療等都是。

由於此時營養需求比生病前更多,合併抗癌治療帶來的副作用,常常造成病人吃不下、營養失調且體力下降,進一步造成體力不足、免疫力下降且感染機率增加,導致治療中斷,所以此時的飲食著重在保持足夠體力,讓身體有足夠的耐受力,以支持病人可以接受並完成每個療程,可以說抗癌飲食是治療癌症的基礎。

▍防癌飲食」

是針對一般未罹癌的健康人或所有抗癌治療結束、穩定追蹤的恢復期病人,由於此時我們著重在降低身體

罹患癌症的易感性、避免癌症復發,所以此時的飲食著重在均衡飲食習慣與健康生活習慣的養成。

由於是針對兩個不同的時期,病人的生理代謝與壓力不同,因此相關的飲食調整與內容也有所不同。

③ 為何癌症容易導致營養不良?

癌症本身會造成體內傾向分解代謝,造成癌症病人在熱量和蛋白質等營養素的消耗比一般人快速,同時合

圖表 5 癌細胞會造成體內脂肪與蛋白質等營養素的消耗比一般人快速

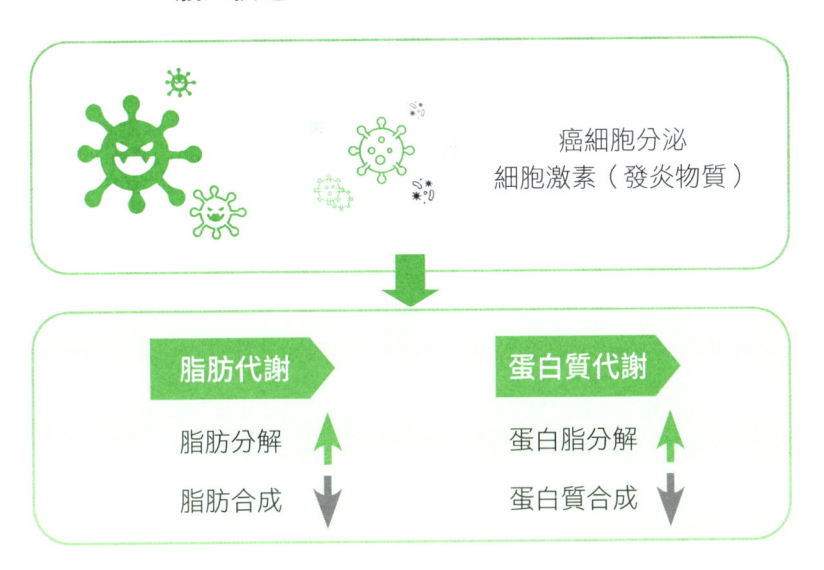

癌細胞分泌
細胞激素(發炎物質)

脂肪代謝	蛋白質代謝
脂肪分解 ↑	蛋白脂分解 ↑
脂肪合成 ↓	蛋白質合成 ↓

成速度趨緩，加上接受治療的過程中，無論是外科手術、化學治療或放射線治療等，皆可能產生不同程度的副作用，例如消化道潰瘍（口、喉及食道等）、噁心、嘔吐和腹瀉等症狀。

這些副作用可能造成病人出現食慾不振、進食量減少及情緒不佳的狀況，這些都會導致病人在治療期間發生營養不良、肌肉大量流失、體重減輕等現象，甚至嚴重影響治療效果或療程被迫中斷。

因此，在癌症治療期間，正確的「營養支持」才能讓身體有足夠的耐受力，支撐接下來的癌症療程，讓療程不中斷。

④ 確診癌症後，怎麼辦？

營養準備期

在營養準備上，我們要這麼做：

▶ 好好吃，養足體力，避免體重減輕或營養不良，導致治療中斷。
▶ 慎選衛生安全的食物，降低感染風險。
▶ 量體重。

吃得好意味均衡攝取各式各樣的食物（均衡飲食），以獲得對抗癌症所需的營養，這些營養素包括碳水化合物、蛋白質、脂肪、維生素、礦物質及水，也就是所謂的六大營養素，而它們富含於六大類食物中，即全穀雜糧類、乳品類、豆魚蛋肉類、蔬菜類、水果類及油脂與堅果種子類。根據美國癌症協會（ACS）建議，在接受癌症治療期間保持良好飲食有以下好處：

▶心情較愉快。
▶保持體力與活動力。
▶維持合理體重和儲存身體需要的營養。
▶對抗癌治療的副作用耐受良好（副作用小）。
▶減少感染風險。
▶恢復力快，完成治療時間短。

另外，我們應該養成「量體重」的習慣，了解自己

步驟1：我的體位標準嗎？

$$身體質量指數（BMI） = \frac{體重（公斤）}{身高（公尺） \times 身高（公尺）}$$

的體位,而且在抗癌治療期間隨時監測體重變化,是最簡單檢視自己過去攝取是否足夠的方法。

計算出個人之 BMI 後,便可依照圖表 6 核對自己目前的體位範圍,根據國健署建議,針對一般成年人,我們的 BMI 應維持在 18.5-24 公斤／平方公尺(後文省略)之間。但若是即將接受抗癌治療或正在接受治療的病人,根據歐洲腸道靜脈營養學會(ESPEN)2017年《癌症營養指南》建議,BMI 值盡量維持在 22 以上。

圖表 6　國健署建議國人之 BMI 範圍

	BMI（Kg/m²）
體重過輕	BMI < 18.5
正常範圍	18.5 ≦ BMI < 24
異常範圍	過重:24 ≦ BMI < 27 輕度肥胖:27 ≦ BMI < 30 中度肥胖:30 ≦ BMI < 35

下頁圖表 7 是根據超過 1 萬 1 千名癌症末期病人進行分析,制定出的身體組成流失分級系統,可根據身體質量指數與體重流失百分比,來預測總生存期,由圖可知,當 BMI 等於 22 時,對一般成年人來說屬於標準體位,但若是癌症末期病人,其總生存期已獲得 1 分(分數愈高,生存期愈短)。

圖表7 **預測晚期癌症病人的總生存期**

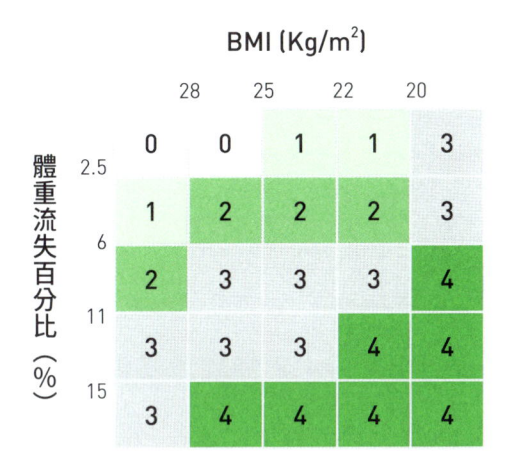

BMI (Kg/m^2)

體重流失百分比(%) \ BMI	28	25	22	20
2.5	0	0	1	1	3
6	1	2	2	2	3
11	2	3	3	3	4
15	3	3	3	4	4
	3	4	4	4	4

不同的中位生存期（0：最佳；4：預後最差）

　　根據步驟1，經計算我們得到了 BMI 的數值，若我們的 BMI 介於 22-24 之間，則目前的體重即是你的標準體重，不用調整。

　　若 BMI 小於 22，則須考慮諮詢營養師，規劃改善目前的飲食，增加每日熱量與蛋白質攝取，以增加並維持理想體重。若我們的 BMI 大於 24 需要減重嗎？不用喔，由於預計我們即將面臨對身體來說壓力較大的治療，且治療過程中可能會出現各種不適的副作用，間接影響食慾與攝取量，因此目前應該做的是避免體重減輕或減重速度過快。

圖表 8　癌症病人 BMI 與應對策略

BMI	應對策略
< 22	考慮諮詢營養師，規劃改善目前的飲食，增加每日熱量與蛋白質攝取，以增加並維持理想體重。
22-24	目前的體重即是你的理想體重，不用調整。
> 24	由於即將接受抗癌治療，因此應該避免體重減輕或減重速度過快。

步驟 2：計算理想體重

理想體重 = 身高（公尺）× 身高（公尺）× 22～24

我們必須知道，抗癌治療期間應避免體重減輕或減輕速度過快，因為減輕速度過快，代表過去的飲食攝取是不足的，容易出現營養不良的情形且增加死亡風險。

治療期

步驟 3：計算每日蛋白質與熱量需求

蛋白質 = 體重 × 1.0～1.5 公克

熱量需求 = 體重 × 25～35 大卡

癌症治療期間，由於疾病本身與治療過程皆會增加體內能量與蛋白質的損耗，因此，營養支持計畫應著重在高蛋白與足夠熱量上，並且運用攝食技巧與營養補充以增加癌症病人的進食量。

　　增加蛋白質的攝取可以維持病人的體力、讓免疫系統正常發揮功能、維持理想體重和減少肌肉組織損耗的問題。

　　根據 2021 年 ESPEN《癌症營養指南》建議，每公斤體重蛋白質攝取 1.0-1.5 公克（見步驟 3），而蛋白質的來源則建議一半以上須來自「優質蛋白質」。

　　下頁圖表 9 的 2018 年新版《每日飲食指南手冊》中，豆、魚、蛋、肉類食物，例如豆腐、豆干、豆花、魚肉、豬肉、牛肉、雞肉及各式蛋的料理等是優質蛋白質來源。另外，乳品類，例如牛奶、起司及優格等，皆可提供高生物價的蛋白質，生物價愈高則代表蛋白質品質愈好，也較能被人體吸收與利用，對正在接受抗癌治療的病人來說是很推薦的食物選擇。

　　「高蛋白質飲食之前，更重要的是每天需攝取足夠的熱量」，因為熱量攝取足夠，蛋白質才能有效的被身體利用，例如合成耗損的細胞、增長肌肉或恢復體力等。那麼多少的熱量攝取才足夠呢？

　　根據 2021 年 ESPEN《癌症營養指南》建議，每公

圖表 9 2018 年新版《每日飲食指南手冊》

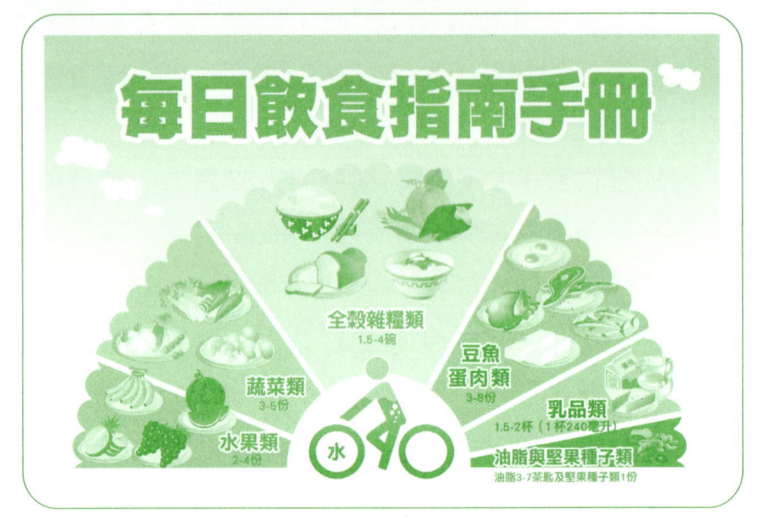

資料來源：衛福部國健署

斤體重給予 25-30 大卡（見步驟 3），例如建議體重為 50 公斤，則每日建議攝取 1,500 大卡的食物。

參考圖表 9 的《每日飲食指南手冊》，「全穀雜糧類」及「油脂與堅果種子類」，都是我們重要的熱量來源，也就是日常生活中常見的米飯、粥品、麵食、饅頭和麵包等富含碳水化合物的澱粉類食物，以及烹調用油都是熱量的最佳來源。*

---

* 熱量需求仍需依病友之病況不同，給予個別化的飲食建議；蛋白質需求量最高可達 1.2-2.0 公克／公斤。

> **TIP** *建議*
>
> 癌症治療期間的飲食對策著重在「高熱量與高蛋白」，用以維持體重、保持病人的體力。
>
> ▶ 蛋白質需求＝體重 ×1.0 ～ 1.5 公克
> ▶ 熱量需求＝體重 ×25 ～ 35 大卡
> ▶ 食物種類選擇請參考 2018 年新版《每日飲食指南手冊》

步驟 4：依據熱量需求，對照飲食中六大類食物攝取目標

理依據步驟 3 計算所得之每日熱量目標，
核對圖表 10，找出每日六大類飲食建議份數。

全穀雜糧類、乳品類、豆魚蛋肉類、蔬菜類、水果類及油脂與堅果種子類 1 份是多少呢？以下挑選出日常生活中常見的食物，製成簡易的食物換算表，供大家參考。由下頁圖表 10 找出適合自己的每日六大類飲食建議份數後，可以由下表（圖表 11 的「簡易六大類食物代換表」 找出 1 天可攝取的各種食物分量與變化。

圖表 10　每日食物種類建議份數

	1,500 大卡	1,800 大卡	2,000 大卡	2,200 大卡	2,500 大卡
全穀雜糧類（碗）	2.5	3	3.5	4	4.5
乳品類（杯）豆魚蛋肉類（份）	8	9	10	11	12
蔬菜類（份）	3	3	3	3	3
水果類（份）	2	2	2	2	2
油脂與堅果種子類（份）	6	7	7	8	9

（注：根據《每日飲食指南手冊》修改）

圖表 11　簡易六大類食物代換表

全穀雜糧類（1 碗）
1 碗飯（糙米飯、雜糧飯、胚芽飯、白飯） = 2 碗稀飯（小米粥、燕麥粥、地瓜粥） = 2 碗麵條（蕎麥麵、燕麥麵） = 1 顆饅頭（全麥饅頭、雜糧饅頭，約 120 公克） = 2 片吐司（全麥吐司、雜糧吐司，約 120 公克） = 80 公克糙米、胚芽米、黑米、小米、蕎麥、麥片 = 100 公克紅豆、綠豆、花豆、鷹嘴豆 = 2 顆番薯（220 公克）、2 顆馬鈴薯（360 公克）、1 顆芋頭（220 公克）、1 小顆南瓜（340 公克）、3 根玉米（340 公克）、山藥（360 公克）

乳品類（1 杯）

= 1 杯全脂奶、低脂奶、脫脂奶、保久乳（240 毫升）
= 1 杯優酪乳（240 毫升）、1 杯優格（240 毫升）
= 全脂奶粉（30 公克）、低脂奶粉（25 公克）
= 2 片起司（40 公克）

豆魚蛋肉類（1 份）

= 黃豆（20 公克）、黑豆（25 公克）、毛豆（50 公克）
= 1 杯豆漿（190 毫升）、1 塊傳統豆腐（80 公克）、1/2 盒嫩豆腐（140 公克）、百頁豆腐（70 公克）
= 一般魚類（35 公克）、蝦仁（50 公克）、牡蠣（65 公克）、文蛤（160 公克）
= 1 顆雞蛋（55 公克）、雞蛋白（60 公克）
= 雞胸肉（30 公克）、雞腿（40 公克）
= 豬里肌（35 公克）、牛肉（35 公克）、肉鬆（20 公克）

蔬菜類（1 份）

= 所有蔬菜 100 公克
= 煮熟後約 1 盤（直徑 15 公分的盤子）
= 收縮率較高的蔬菜煮熟後約 1/2 碗（例如莧菜、地瓜葉）

水果類（1 份）

可食部分約 80-120 公克
= 1 個拳頭大（柳丁大小）水果
= 香蕉 70 公克、草莓 160 公克、小番茄 220 公克

油脂與堅果種子類（1 份）

各種烹調用油 1 茶匙（5 公克）
= 2 顆核桃、5 顆杏仁、5 顆腰果、15 顆開心果

（注：根據食物代換表修改）

雖然前文敘述在抗癌治療期間，飲食上應均衡攝取六大類食物（均衡飲食），以獲得對抗癌症所需的營養素，但是，若於抗癌治療期間出現副作用，導致整體食物攝取嚴重不足，則此時的飲食應該以「攝取足夠熱量和蛋白質」為優先，飲食計畫著重於優先攝取六大類食物中的全穀雜糧類、乳品類、豆魚蛋肉類、油脂與堅果種子類，而非攝取過多蔬菜類或水果類食物。

　　餐次分配，建議除三餐正餐外，需搭配點心補充。考量治療期的病人，常常因為食欲不佳、腹脹或黏膜潰瘍等原因，導致一餐的攝取量不足或進食時間拖太長等情況，為了確保病人每天能夠攝取足夠的熱量與營養，建議每日除了三餐正餐外，可於餐與餐之間安排點心時間，內容可以是穀片泡牛奶或豆花等。

　　以下以每日 1,800 大卡的熱量需求為例，我們可由 192 頁圖表 10 得知，每日應攝取全穀雜糧類 3 碗、乳品類與豆魚蛋肉類共 9 份、蔬菜類 3 份、水果類 2 份、油脂與堅果種子類 7 份，再利用下面圖表 12，將每日應攝取的六大類食物平均分配在三餐正餐、三份點心中：

圖表 12 每日 1,800 大卡的食物攝取範例

餐點	分類	品項
早餐 中式早餐	全穀雜糧類 2 份	蘿蔔糕 2 塊（100 公克）
	豆魚蛋肉類 1 份	荷包蛋 1 顆
	蔬菜類 1 份	胡蘿蔔和白蘿蔔塊（100 公克）
	油脂 1 份	烹調用油 5 公克
早點 什錦穀片牛奶	全穀雜糧類 1 份	什錦穀片 20 公克
	乳品類 0.8 杯	牛奶 180 毫升
	水果類 0.5 份	香蕉 30 公克
	堅果種子 1 份	堅果粉 10 公克
午餐 雞肉蔬菜麵	全穀雜糧類 3 份	全麥麵條（熟）180 公克
	豆魚蛋肉類 1 份	雞腿肉 40 公克
	蔬菜類 1 份	茼蒿、洋蔥、玉米筍、香菇和小豆苗等共 100 公克
	油脂 1 份	烹調用油 5 公克
午點 綜合水果豆花	豆魚蛋肉類 1 份	豆花 150 公克
	水果類 0.8 份	奇異果 40 公克、藍莓 65 公克
晚餐 地瓜飯套餐	全穀雜糧類 3 份	地瓜 55 公克、白飯 80 公克
	豆魚蛋肉類 1 份	鱈魚 35 公克、豆豉少許
	蔬菜類 1 份	地瓜葉 50 公克、茄子 50 公克
	油脂 1 份	烹調用油 5 公克
晚點 草莓燕麥粥	全穀雜糧類 1 份	燕麥片 20 公克
	乳品類 0.8 杯	優格 180 毫升
	水果類 0.8 份	草莓 130 公克

16 改善治療副作用

食慾不振的飲食重點：提高蛋白質和熱量密度／少量多餐／固體食物優先／餐前飲用酸性飲料／餐後適度活動

　　目前常見的癌症治療方法包含手術、放射治療、化學治療、標靶治療和免疫療法等，不同的治療可能產生不同的副作用，直接或間接導致病人食不下嚥、攝取食物量減少以及情緒不佳的狀況，導致熱量與蛋白質攝取不足。

　　此時若沒有積極以藥物或營養介入，可能導致病人嚴重營養不良，變得虛弱無力、免疫力下降、容易感染，甚至嚴重影響治療效果或療程被迫中斷。

　　因此，癌症治療期間副作用的預防以緩解非常重要，以下解答幾種治療期間會面臨的營養補充和飲食搭配疑問。

Q1 手術治療的飲食重點有哪些？

手術治療是藉由外科手術方式移除惡性腫瘤，常應用在乳房、肺臟、肝臟、腦部和腸道等器官上，常常是抗癌治療的首選，較小的腫瘤較容易手術移除。

有時也會依據治療指引，採先藥物治療（化學治療或標靶治療等）再手術，目的是先將腫瘤縮小，再將腫瘤切除。

手術治療期間，營養支持很重要，此時飲食目標在於提供幫助傷口復原之營養來源。飲食原則強調攝取優質蛋白質和足夠熱量，並搭配富含維生素 A、維生素 C、礦物質鎂及鋅的食物，以促進傷口癒合，補充富含鐵質的食材，以補足因手術而流失的血紅素。

▌攝取優質蛋白質和足夠熱量

增加蛋白質的攝取可維持病人的體力、讓免疫系統正常發揮功能、維持理想體重和減少肌肉組織損耗的問題。此時組織的增生需要大量蛋白質，以促進傷口癒合，並且要注意建議一半以上的蛋白質來源要來自「優質蛋白質」。

「高蛋白質飲食之前，更重要的是每天需攝取足夠的熱量」，因為熱量攝取足夠，蛋白質才能有效的被身

體利用，例如合成耗損的細胞（尤其是紅血球細胞）、促進傷口癒合、增長肌肉及恢復體力等。

多少熱量與蛋白質的攝取才足夠呢？可參考前文 188 頁步驟 3 的計算方法。

> **TIP** **<u>飲食重點</u>**
>
> ▶**優質蛋白質來源**
>
> 豆魚蛋肉類，例如豆腐、豆干、豆花、豆漿、魚肉、雞肉、豬肉、牛肉及各式蛋的料理等。
>
> ▶**熱量最佳來源**
>
> 全穀雜糧類與油脂與堅果種子類，例如米飯、粥品、麵食、饅頭、麵包和根莖類（地瓜、南瓜、芋頭等）；玄米油、苦茶油、橄欖油、酪梨油和堅果（核桃、杏仁和腰果等）。

維生素：維生素 A、維生素 C

1. 維生素 A

上皮細胞的分化與增殖及黏液的合成皆需要維生素 A 參與。維生素 A 的來源可分為動物性與植物性來源，動物性來源的維生素 A，經由小腸黏膜吸收後貯存

於肝臟或與蛋白質結合運送到組織器官，吸收率高（80-90 ％）；植物性來源的稱為維生素 A 先質（類胡蘿蔔素〔Carotenoids〕），吸收需要膽汁的幫忙，吸收率較低（40-60 ％），需要經過代謝轉換成活性的維生素 A，才能被身體利用，但卻是我們飲食中主要的維生素 A 來源。

富含維生素 A 的食材來源有：

A. **動物性**：肝臟、蛋黃、奶油等。
B. **植物性**：深紅、橘、黃或深綠色的蔬菜、水果，例如胡蘿蔔、番茄、南瓜、地瓜、菠菜、油菜、木瓜、芒果、柑橘和西瓜等。

2. 維生素 C

維生素 C 是膠原製造過程中非常重要的要素，而傷口的癒合需要膠原蛋白的參與，因此，維生素 C 可以促進傷口癒合，並提升病人對受傷與感染的忍受力。

富含維生素 C 的食材來源有：

A. **水果**：芭樂、草莓、奇異果、木瓜和柑橘類水果，例如柳橙、橘子和柚子等。
B. **蔬菜**：糯米椒、紅黃甜椒和青花菜等。

礦物質：鎂、鋅、鐵

1. 鎂

參與了蛋白質與膠質的生物合成，協助 DNA 的合成、維持 DNA 雙股螺旋的完整性。因此，鎂不但有助於皮膚的更新，也可加速傷口癒合。

富含礦物質鎂的食材有：胚芽、堅果（例如芝麻、亞麻子、腰果和松子等）、香蕉和綠色蔬菜（例如波菜和莧菜等）。

2. 鋅

鋅是能量代謝及合成蛋白質的輔助因子，可促進傷口癒合。

富含礦物質鋅的食材有：牡蠣、肝臟、瘦肉、牛奶和乳酪。

3. 鐵

手術過程若產生較大傷口，會伴隨較大量的血液流失，為了補足流失的紅血球，除了補充足夠的熱量和蛋白質，構成血紅素最重要的鐵也要一併補充，以幫助身體進行造血功能。

依據鐵的型態可分為血基質鐵與非血基質鐵，其中血基質鐵吸收率較高（約 25 %），非血基質鐵吸收率較

低（約 5 ％），吸收率易受其他因素影響。

富含鐵質的食材有：

A. **動物性**：蛋黃、動物的肝臟、腎臟、血液（豬血和鴨血等）、瘦肉（肉色愈深含量愈多）和甲殼類海鮮（西施舌、文蛤和牡蠣）等。
B. **植物性**：綠色蔬菜（紅鳳菜、紅莧菜、菠菜、地瓜葉、髮菜和紫菜等）、黑芝麻、莢豆類、葡萄和桑甚等。

富含鐵質的食物來源要同時考量鐵的含量與鐵的型態。由於血基質鐵只存在動物性食物，而植物性食物來源的鐵皆屬於非血基質鐵，所以動物性食物來源的鐵吸收利用率比植物性食物要高，若想有效「補鐵」，最好的做法是從動物性食物下手。

> TIP **飲食重點**
>
> ### 1. 攝取促進鐵質吸收因子：維生素 C
>
> 酸性環境可增加鐵質的溶解度，維生素 C 能使鐵離子（Fe^{3+}）還原成亞鐵離子（Fe^{2+}），易於吸收。飲食中富含維生素 C，可幫助鐵質吸收，可以在飯後攝取富含維生素 C 的柳丁或芭樂汁。

> **TIP** 2. 避免干擾鐵質吸收因子：草酸、植酸、多酚、單寧和鈣離子等
>
> 　　草酸、植酸容易與鐵結合，成為不溶解鹽類，不利於鐵質吸收，多酚、單寧也會干擾鐵質吸收。因此攝取富含鐵質的食物時，要避免同時攝取這類食物，例如飯後不要飲用濃茶、牛奶（富含鈣質）等；而菠菜雖然本身富含鐵質，但是屬於非血基質鐵，再加上同時富含草酸，比較不利於鐵質的吸收。

② 化學治療的飲食重點有哪些？

　　化學治療的藥物可能是經由口服、肌肉注射或靜脈點滴注射等方式，使藥物藉由血液循環至全身，達到抑制癌細胞生長、使癌細胞凋零和消失等治療目的。

　　由於化學治療無法特異性的只針對癌細胞，正常的細胞組織也會受到影響，特別是分化速度快速的細胞，例如表皮細胞、消化道黏膜細胞、血液細胞以及毛囊組織等，因此化學治療引起的副作用多半與這些細胞組織相關。

　　癌症化學治療常見副作用與對策如下：

噁心、嘔吐

某些藥物會刺激腸胃道黏膜或腦部嘔吐中樞,引發噁心與嘔吐感,發生的時間與持續天數因人而異,嚴重時可請醫師給予藥物舒緩,在飲食上,我們可以試著進行以下改變:

1. 少量多餐、細嚼慢嚥,放慢進食時間。
2. 乾濕分離:將乾的食物和濕的食物分開攝取,正餐進食時,先吃固體食物(例如白飯、麵條和配菜等),間隔 1 小時後才吃液體食物(例如燉湯和果汁等)。
3. 避免攝取油炸、太油膩和太甜等重口味食物。
4. 可於進餐前喝一口含有酸味的飲料,例如檸檬汁、洛神花茶和果汁等,以促進食慾。
5. 治療前不要吃太多東西,以免產生不適感。
6. 保持口腔清新,嘔吐後可使用漱口水漱口,去除口腔不適的味道。
7. 身邊準備易於存放的點心和飲料,例如麵包、餅乾和冰淇淋等,以方便隨時補充營養。

味覺改變(味覺遲鈍)

常聽到病人抱怨食物味道和以前不一樣、食物味道

變淡了、食物變得很鹹、口中有金屬味或化學藥劑的味道，這些都屬於味覺改變的症狀。

因味覺改變，會導致人食欲不振、食物攝取量減少、體重減輕，也會造成對某些食物厭惡。一般在味覺上會對甜味的閾值增加、對苦味的閾值降低，導致病人不易感受到甜味、放大了苦味的感受，食物選擇與製備上，我們可以這麼做：

1. 避免使用帶有苦味的食材，例如苦瓜、芥菜和青江菜等。
2. 病人對酸味的閾值其實沒有改變，因此可以在料理中添加帶有酸味的食材，例如加入醋調味或以番茄、檸檬等入菜，或者改變烹調方式，例如糖醋或醋溜等。
3. 多利用具有特殊香氣的食材入菜，例如蔥、薑、蒜、八角和義大利香料等香料，或巴西里、茴香和迷迭香等香草。
4. 肉類可以用具有特殊風味的果汁、甜酒、優格或其他調味料醃製。
5. 一般病人會對紅肉（例如豬肉和牛肉等）感到有苦味，此時可以先嘗試其他優質蛋白質的食物，例如雞肉、蛋、豆腐、魚類或乳製品等料理。

6. 避免使用金屬材質的碗盤盛放菜餚，改用玻璃器皿或塑膠製的餐具，以避免金屬味道產生。
7. 避免熱食，烹煮好的食物可將其放至溫涼時再食用，味道會比熱食更好。

改善味覺改變的問題，有時需要先了解味覺改變的原因，才能有效改善，處理方法如下：

1. 若為藥物所造成的，需要隨時與醫療團隊溝通目前狀況。
2. 口乾也會造成味覺改變，因此除了需要隨時保持口腔清潔，也可以在兩餐之間注意水分補充，以保持口腔濕潤；另外烹調上，可利用肉汁、湯汁或勾芡等方式，來增加食物的濕潤度。
3. 進餐前先漱口，不但可增加口腔濕潤度，也可減少口腔異味，較能品嚐到食物鮮美味道。
4. 嘔吐發生後，需要立刻清潔口腔，避免病人對食物造成不舒服的印象。
5. 礦物質鋅的缺乏也會導致味覺改變，可諮詢醫師或營養師，適度補充鋅。

食欲不振

這是癌症病人治療過程幾乎會發生的症狀,有時是治療引起,例如化學治療後不易感覺餓或厭食,有些是心理層面造成。飲食調整上,掌握「提高蛋白質和熱量密度」與「少量多餐」這兩個原則:

1. 增加高蛋白質的食材,例如豆類、魚、蛋、肉和奶類等食材。
2. 增加烹調用油的使用,可有效提高料理的熱量密度。例如燉飯、焗烤義大利麵、豬排咖哩、濃湯,或是烹煮鹹粥前先用油炒香配料。
3. 少量多餐,1 天可進食 6-8 餐或更多。
4. 餐間補充富含熱量與蛋白質的點心,例如豆花、牛肉餡餅、肉包和瑪芬蛋糕加牛奶等。
5. 補充高蛋白配方的口服營養品。
6. 準備方便儲存、不易變質的食物在身邊,方便隨手取得的點心或飲品,例如麵包、蛋糕、保久乳和豆漿等。
7. 優先選擇固體食物,再攝取湯汁或飲料,避免餐間飲用過多液體。
8. 用餐前可飲用或含幾口酸性的飲料,例如烏梅

汁、果汁和洛神花茶等，可促進食欲。
9. 用餐之後，可適度活動，以促進腸胃蠕動，例如散步。

有時釐清造成食欲不振的原因，針對原因予以改善才能有效解決。例如化學治療造成口腔炎，導致進食疼痛；食道炎造成吞嚥困難；容易感到暈眩而影響進食意願；消化液分泌異常或慢性腹瀉等腸道症狀；因疾病進展而有胸水或腹水等，這些症狀除飲食調整外，適時的藥物治療也可讓症狀獲得改善。

腹脹

病人感到腹脹時，我們的飲食建議如下：

1. 少量多餐，避免過於飽脹。
2. 避免食用粗糙、纖維多的食物。
3. 避免易產氣的食物，例如地瓜、南瓜、花椰菜、韭菜、洋蔥、整顆的豆類和汽水等。
4. 少吃過於刺激性的食物或調味料，例如辣椒、豆瓣醬等，食物溫度也不可太熱或太冷。
5. 保持適當的活動量，減輕腹脹感。

腹瀉

有些化學治療藥物會破壞腸胃道黏膜,導致腹痛與腹瀉,此時在飲食上,以減少腸胃道刺激、補充水分及電解質為原則。

1. 避免對腸胃道較刺激的食物,例如富含纖維的蔬果、過於辛辣、過冷、過熱或油炸食物。
2. 選擇軟質易消化的食物,例如精緻穀類、魚肉、豆腐和瓜類蔬菜等。
3. 急性嚴重腹瀉時,可暫時採用低油的流質飲食,例如米湯、去油肉湯和果汁等。
4. 注意水分與電解質的補充,嚴重腹瀉可能會流失過多的鉀離子,可補充蔬菜湯和果汁等。
5. 避免牛奶與乳製品。

口腔黏膜潰瘍

當化學治療藥物造成口腔黏膜受損,可能引發進食或吞嚥疼痛,導致病人攝取量減少,食物製備重點在改變食物質地,變成柔軟易吞嚥。

1. 選擇質地柔軟,易咀嚼的食物,例如魚肉、豆腐、豆花、優格、布丁、果凍和瓜類蔬菜等。

2. 改變料理方式,使食物質地軟嫩,例如水煮蛋改為蒸蛋或茶碗蒸;白飯改為稠稀飯;利用勾芡方式烹調;麥片泡軟;肉滷到軟爛等。
3. 利用食物調理機改變食物質地,將食物剁碎、搗成泥或打成汁等。
4. 避免過於刺激的食物,例如過酸、過鹹、辛辣、過冷或過熱等。
5. 避免含酒精的飲料。
6. 進食後漱口,保持口腔清潔,避免感染。

白血球數量減少

由於白血球在體內的主要功能是預防外來的病毒或細菌攻擊、避免感染,當數量減少,病人可能容易被感染,導致發生併發症,因此飲食上需要注意衛生、避免生食等「低微生物飲食」原則。

低微生物飲食原則

1. 選擇新鮮的食材,避免食物過期腐敗。
2. 避免生食,所有食材應確實煮熟後再食用。例如涼拌豆腐、生菜沙拉、醃漬品、未煮熟的蛋黃(溫泉蛋)和生魚片等,所有食物都要烹煮後再吃。
3. 隔餐勿食,烹調後的食物不可在室溫下放置太

久,也不要食用冰存隔夜飯做成的炒飯,以避免食物已經腐壞。
4. 避免沾醬,例如醬油、烏醋、豆瓣醬和芥末等。
5. 避免未經滅菌的生乳或乳製品:
   A. 市售的「鮮奶」並非完全滅菌(使用巴氏殺菌法)。市面上紙盒裝或塑膠瓶裝的鮮奶,都不是無菌充填,不適合使用。
   B. 鐵罐裝或利樂包裝的「保久乳」有經過完全殺菌,可以安心飲用。
   C. 起司製造過程中需加上菌種發酵,所以不建議將起司直接夾入土司或撒在熟食上,最好要加熱烹調過再吃。例如焗烤,加入麵糰烘焙或撒在食物上後再烤過。
   D. 優格、優酪乳:是原料乳加菌發酵製成,甚至廠商也標榜活菌數上億,這對白血球數量過低的病人來說並不適合。
   E. 奶昔、雙淇淋:將原料倒入機器中,經攪拌後直接販售,未再殺菌,不建議食用。冰棒、冰沙和剉冰類也一樣不建議食用。
   F. 冰淇淋:原料經過殺菌和均質化後,冷凍而成,但挑選時仍要注意,商品是否密封包裝、運送方式和超市的儲存方式是否妥善,並選擇優良

廠牌購買。
6. 因水果食用前不會再加熱，因此選擇以食用前需要削皮、剝皮的水果為主，例如橘子、柳丁、蘋果、香蕉和木瓜等，且以果皮較容易處理、農藥污染及病源感染機會較少的為佳，避免購買已經切好的水果拼盤。
7. 天然蜂蜜含有肉毒桿菌，食用前未再加熱殺菌，對於抵抗能力較弱的病人來說，容易引起腸胃不適甚至感染，應避免使用。
8. 所有未經烹調的醬料、香辛料應避免食用，例如味噌、胡椒粉、醬油、番茄醬、米醋和蘋果醋等；反之，加熱煮熟即可。
9. 一般茶飲或咖啡多以滾開過的水沖泡，此時水溫非沸騰狀態，茶葉和咖啡粉未經過煮沸殺菌，所以白血球低下的病人建議避開此類飲品。
10. 口服營養品開封後盡快食用完（室溫下應少於 4 小時），若無法一次喝完，盡量不就口飲用，並加蓋於冰箱冷藏，於 24 小時內食用完畢。
11. 避免醃漬物，例如醬瓜、豆腐乳、梅乾菜、酸菜、梅子乾和芒果青，因為這些食物在食用前不會再加熱了。

圖表 13 各類食物選擇注意事項

	可　用	忌　用
全穀雜糧類	▶煮熟之米飯、麵條、地瓜和馬鈴薯等 ▶自製或經高溫烘焙並適當存放之麵包、蛋糕和餅乾	▶壽司、涼麵以及馬鈴薯沙拉 ▶含奶油的蛋糕、生乳捲、泡芙和三明治
乳品類及其製品	▶保久乳、經超高溫殺菌的牛奶和奶粉 ▶烤過的起司和焗烤類 ▶完整包裝之冰淇淋	▶鮮奶和鮮奶油 ▶提拉米蘇 ▶優格和優酪乳 ▶霜淇淋和奶昔
豆類	▶新鮮並經煮熟之豆製品，例如豆腐、豆漿、豆干和豆花等	▶發酵豆製品，例如豆腐乳、味噌和納豆等（注：煮熟即可食用）
魚蛋肉類	▶新鮮並經煮熟之魚肉、海鮮、豬肉、牛肉、雞肉和蛋類 ▶相關罐頭食品	▶生肉、生魚片、火腿、燻鮭魚和壽司 ▶生蛋、溏心蛋、皮蛋和鹹鴨蛋
蔬果類	▶外表洗淨、可去皮之水果，例如橘子、柳丁、蘋果、香蕉、木瓜、梨子和芒果等 ▶罐頭水果 ▶新鮮、洗淨並經煮熟之蔬菜	▶無法去皮之水果，例如櫻桃、草莓和藍莓等 ▶薄皮、外表不平整的水果，例如葡萄、番茄、芭樂和釋迦等 ▶市售截切的水果、果乾和蜜餞 ▶生菜、涼拌菜和發酵蔬菜（例如泡菜）

（接續下頁）

	可 用	忌 用
點心、飲料和調味料	▶完整密封且小包裝,單次可吃完之餅乾點心 ▶經煮沸之開水和飲料 ▶完整密封且小包裝之番茄醬和醬油	▶大包裝的餅乾點心,無法一次吃完 ▶礦泉水、過濾水、電解水、冰塊和剉冰 ▶新鮮屋飲料、乳酸飲料和養樂多 ▶綠拿鐵、蔬菜汁、現打果汁和酒 ▶蜂蜜、美乃滋、沙拉醬、蛋黃醬和卡士達醬

為避免過度嚴格的飲食限制,造成病人挑選食物受限、負責採買烹飪的照顧者左支右絀,建議病人隨時與醫師討論。在接受化學治療後,白血球數量常常會在 1 週後降低,約在治療 2 週後會恢復正常值,當白血球數量減少至低於正常值 4,000/mm³ 時,才需要執行低微生物飲食。

③ 放射治療的飲食重點有哪些?

放射治療是透過高能量的輻射線以達到破壞癌細胞的目的。一般放射治療後的副作用為局部的不適,多發生在照射的部位出現表皮紅腫、黏膜潰瘍和疼痛等。

通常若是針對腹部的照射治療，可能會因腸胃道黏膜受到過度刺激而出現不同程度的症狀，例如噁心、嘔吐、腹脹和腹瀉等，飲食策略可參考前文敘述的對應方法予以改善。

其他常見副作用與對策如下：

口乾、吞嚥困難

多發生在口腔癌、頭頸癌，但也可能會發生在肺癌的病人身上，當照射治療部位靠近頭頸部，口腔與食道上的黏膜容易因此破損潰瘍，導致口水分泌不足、進食與吞嚥疼痛，食物製備上除了改變食物質地，使食物柔軟易吞嚥外，也可搭配以下技巧：

1. 將醬汁淋在食物上，增加食物質地滑嫩程度，例如糖醋、醬燒或勾芡等烹調方式。
2. 過於清澈的流質食物，容易產生嗆咳的現象，可加入增稠材料以增加食物稠度，方便吞嚥，常見的增稠食材有樹薯粉、藕粉、米粉以及商業增稠劑等。
3. 食物太黏也會造成病人吞嚥困難，因為食物可能會黏在口腔或咽喉上，不易吞嚥，要隨時注意哪些食物病人容易適應不良，暫時予以排除。

4. 製作質地濃稠、溫冷且兼具熱量與蛋白質密度高的飲品，例如酪梨布丁牛奶和堅果豆漿濃湯等，適時搭配商業配方營養品也是選擇之一。

便祕

1. 攝取足夠的水分。
2. 增加膳食纖維攝取，例如多吃燕麥、葉菜類和水果等。
3. 補充優酪乳、優格和益生菌等，可促進腸道蠕動（若病人合併有白血球數量減少的情況，建議先諮詢醫師或營養師）。
4. 決明子茶和黑棗汁等具有輕瀉的功能，嚴重便祕時，可請醫師給予軟便劑。

④ 乳糜胸的飲食重點有哪些？

乳糜胸是指胸管遭到阻塞或破裂，使乳糜液流入胸腔、堆積在肋膜腔所致的病症。由於乳糜液在肋膜腔中堆積，可能造成病人出現咳嗽、胸悶、呼吸困難、感染、營養不良（脂肪與蛋白質流失）及免疫功能下降（T淋巴球流失）等情況。

出現在肺癌的病人身上，大多是因為肺切除手術或

腫瘤造成，因此，如何改善乳糜胸、避免乳糜液堆積很重要。

由於我們飲食中有 65 % 的脂肪是由小腸絨毛吸收後，經淋巴管匯入乳糜池中，爾後再經由胸管運輸至淋巴循環，因此飲食中的油脂來源與攝取量將影響乳糜的組成與流量。

在乳糜胸的相關治療中，與飲食相關的調整便是在此時期採用「低油飲食」或更嚴格的「無油飲食」，以避免更多的乳糜液堆積在胸腔中。

乳糜胸的臨床治療方式

現行針對乳糜胸的臨床治療方式有以下幾種：

1. 針對導致乳糜胸的病因治療。
2. 胸腔穿刺抽出積液或插入引流管將積液引流出，以改善呼吸。
3. 飲食內容為低油，甚至無油飲食。
4. 全靜脈營養。
5. 若內科治療無法改善，考慮採手術治療。

低油飲食

低油飲食指限制飲食中的脂肪含量要小於 50 公克，

而其他的營養素,例如碳水化合物、蛋白質、維生素及礦物質等,皆可製備達到每日需求量的飲食。低油飲食原則如下:

1. 優質蛋白質來源的食物中(豆魚蛋肉類),優先選擇油脂含量少的豆製品、低脂的魚肉、蛋或蛋白、雞肉和瘦肉。
2. 選擇瘦肉,瘦肉旁附著的脂肪、筋膠和動物皮等,都要去除。
3. 瘦肉中仍含有肉眼看不到的油脂,油脂含量低的肉類部位有:雞胸肉、豬後腿瘦肉、小里肌(腰內肉)、牛板腱和牛後腿等。
4. 均衡攝取各類食物,以獲得各類的營養素。由於油脂攝取量受限,將導致整體熱量減少,可增加澱粉、脫脂奶粉和水果類等食物的攝取,以增加整體熱量。
5. 若低油飲食使用時間長,可遵照醫師指示補充脂溶性維生素 A、D、E、K。
6. 每日油脂攝取量來自食材中的油脂與烹調用油,因此在烹調上應盡量選擇蒸、煮、燉以及烤等方式,避免油煎和油炸,同時調味料的添加也需要特別注意。

圖表 14　低油飲食的各類食物選擇注意事項

	可用	忌用
全穀雜糧類	・白米　・白麵 ・米粉　・冬粉 ・地瓜　・芋頭 ・紅豆　・綠豆 ・馬鈴薯　・白饅頭 ・白吐司　・春捲皮	・炒飯　・炒麵 ・炒米粉　・速食麵 **各式加油料理的麵食：** ・燒餅　・油條 ・煎包　・鍋貼 ・麵包
乳品類	・脫脂奶與其製品	・鮮奶 **鮮奶製品：** ・煉乳　・乳酪 ・冰淇淋　・鮮奶油 ・全脂奶粉
豆類	**豆製品：** ・豆腐　・豆乾 ・豆皮　・干絲 ・豆簽　・豆漿 **麵筋製品：** ・烤麩　・麵腸	・花干　・油豆腐 ・炸豆包　・油麵筋泡
魚蛋肉類	**水產：** ・旗魚　・鰱魚 ・圓鱈　・肉鯽 ・白鯧　・烏魚 ・烏賊　・鎖管 ・毛蟹　・蝦仁	**水產：** ・鮭魚　・鰻魚 ・魚卵　・魚餃 ・魚丸　・花枝丸 ・魚罐頭　・虱目魚丸 ・虱目魚肚

（接續下頁）

	可用	忌用
魚蛋肉類	・干貝　・蛤蜊 ・海參　・吳郭魚 ・白帶魚 ・虱目魚（去除魚肚油脂） 蛋類： ・蛋白　・雞蛋 ・鴨蛋 （蛋黃每週攝取量不超過3-4顆） 家禽（去皮的家禽肉）： ・雞胸肉　・雞腿肉 ・鵝肉　　・鴨肉 家畜（牛肉瘦肉部位）： ・牛板腱　・牛後腿 家畜（豬肉瘦肉部位）： ・豬後腿瘦肉 ・小里肌（腰內肉）	加工食品： ・肉燥　・肉醬 ・肉乾　・肉脯 ・香腸　・熱狗 ・培根　・肉丸 家禽： ・雞皮　・鴨皮 ・內臟 家畜： ・肥肉　・豬皮 ・大腸　・蹄膀 ・五花肉
蔬果類	・除右列外，新鮮蔬果均可	・酪梨　・橄欖 ・榴槤　・椰子肉 ・烤海苔片

（接續下頁）

	可用	忌用
點心類	・湯圓　　・紅豆湯 ・綠豆湯　・桂圓湯 ・銀耳羹　・甜年糕 ・韓式年糕	西式點心： ・餅乾　　・蛋捲 ・蛋糕　　・派皮 中西式點心： ・桃酥　　・油粿 ・喜餅　　・鳳梨酥 ・蛋黃酥　・豆沙餅 ・千層糕　・麻花捲 ・雙胞胎　・沙琪瑪 ・甜甜圈　・肉圓 ・花生湯　・芝麻糊
其他	・茶　　　・果凍 ・果醬　　・水果糖 ・蜂蜜　　・麥芽糖 ・水果蜜餞 ・咖啡（不加奶精） ・碳酸飲料（汽水、可樂）	・奶精　　・爆米花 ・洋芋片　・椰子粉 ・甜不辣　・花生粉 ・杏仁茶

圖表 15 低油飲食烹調注意事項

	可使用	忌使用
烹調方式	・蒸　・煮 ・燉　・烤 ・燙　・滷 ・乾煎　・涼拌	・油煎　・油炸
湯汁	・肉湯或肉汁冷卻後，去除上層浮油後食用	・紅燒肉的濃湯汁和烤肉的湯汁
調味料	・鹽　・味精 ・糖　・醋 ・醬油　・番茄醬	・奶油　・豬油 ・蛋黃醬　・沙拉醬 ・芝麻醬　・花生醬 ・辣椒醬　・豆瓣醬 ・含有上述醬料的沾醬

無油飲食

　　無油飲食的規範會比上述的低油飲食更加的嚴格，若經評估需要進行更嚴格的無油飲食，飲食原則大致與上述的低油飲食相同，但圖表 14 及 15 的食物選擇中，綠色字的食物此時皆要避免攝取。

　　另外，由於油脂攝取量受限，容易造成整體熱量不足，為避免因熱量攝取不足導致治療中的病人體重減輕，飲食上需要做以下調整：

1. 增加碳水化合物和蛋白質兩大營養素的熱量比例：
▶食物的選擇需要增加主食（澱粉）以及豆魚蛋肉

類的分量。

2. **於餐點中加入中鏈脂肪酸*增加熱量攝取：**
▶餐點中添加中鏈三酸甘油酯（MCT oil）。

3. **選擇無脂肪的口服營養品補充熱量：**
▶目前可提供充足熱量且零脂肪的口服營養品為「飲沛舒沁」。
▶目前可提供全營養且含極低比例長鏈脂肪酸的營養品為「創快復、新普派和佳易得」，它們的特點是脂肪占總熱量比例低，而且大部分脂肪來源為中鍊脂肪酸，因此長鏈脂肪酸比例極低，可做為需要進行無油飲食時之營養補充。

---

* 脂肪酸主要由碳、氫及氧組成，碳的多寡決定了脂肪酸的鏈長。含有 4-6 個碳稱為短鏈脂肪酸，含 8-12 個碳稱為中鏈脂肪酸，而具有超過 12 個碳的稱為長鏈脂肪酸。

自然界大多數的油脂以長鏈脂肪酸形式存在，舉凡常見的大豆油、玉米油、橄欖油和動物油等，因此進行低油或無油飲食時，主要目的在減少攝取長鏈脂肪酸。中鏈脂肪酸具有以下優點，因此治療乳糜胸時可將之添加於料理中：

1. 1 克可產生 8.3 大卡的熱量。
2. 不需膽鹽乳化與胰脂解酵素消化。
3. 可直接由肝門靜脈傳送至肝臟代謝，不需要經淋巴系統。

使用時還是要注意，中鏈脂肪酸不屬於必需脂肪酸，不適合長期使用，且中鏈脂肪酸不耐熱，使用時最好是起鍋後再加入料理中。

17 癌症惡病質的營養應對策略

惡病質的營養照護重點：提高蛋白質和熱量密度／少量多餐／改善治療副作用／避免強迫進食／保持活動

　　癌症惡病質是由多種因素造成之症候群，大約有 80 % 晚期癌症病人會出現惡病質，是造成 20-40 % 癌症病人死亡的原因，同時對肺癌、結直腸癌和黑色素瘤影響更大。常常導致病人出現厭食、嚴重體重減輕、骨骼肌與脂肪組織耗損，進而出現全身無力的症狀。

　　病人可能會因疼痛、呼吸急促、憂鬱或疲勞等身心症狀控制不佳、力不從心而影響進食狀況，生活品質出現問題，甚至可能因營養狀況不佳延誤後續治療，進而影響存活期。

　　癌症惡病質是一種全身性發炎狀態，因此造成發炎的細胞激素扮演重要角色，是由腫瘤啟動蛋白分解因

子（Proteolysis-Inducing Factor, PIF），進而活化目標基因，產生細胞激素和趨化因子，例如介白素-1、介白素-6、介白素-8、介白素-10、腫瘤壞死因子（TNF-α）等，導致發炎。

Q1 惡病質有什麼症狀？

▌肌肉流失

　　肌肉流失是惡病質很重要的特徵，細胞激素會透過增加肌肉蛋白水解與減少肌肉合成等方式，造成肌肉流失。多種癌症惡病質相關研究指出，過多的 IL-6 會促進肌肉蛋白水解、減少合成，進而造成肌肉萎縮。研究指出 IL-6 是結腸癌和肺癌病人肌肉流失的高敏感性指標。

　　肌肉分解後產生的胺基酸可供 DNA 合成，是腫瘤細胞複製很重要的成分來源，另外胺基酸也可參與糖質新生，產生葡萄糖，而葡萄糖則是腫瘤細胞生長的能量來源。

　　另外，IL-6 也會透過抑制體內抗氧化系統的運作，與增加肌肉中快縮肌纖維，進而破壞肌肉組織的氧化還原系統平衡，最終導致肌肉萎縮。

　　肌肉流失不只是造成骨骼肌肉流失，也可能影響到

內臟肌肉，例如心肌和呼吸相關肌群等。

研究發現，IL-6、TNF-α 以及轉化生長因子-β（TGF-β）會造成粒線體生合成減少，進一步導致心肌細胞中的粒線體功能和 ATP 合成降低。

細胞激素對於肌肉的損傷，將造成病人體重減輕、力量減弱，影響日常生活品質，另一方面，也會造成心肌與橫膈膜的損傷，病人會覺得疲累、呼吸喘等現象發生，最終導致心臟衰竭與呼吸衰竭等情況發生。

脂肪組織流失

脂肪組織中，白色脂肪組織是含有大型脂肪滴的細胞，主要功能為儲存能量。

當人體攝取食物經消化吸收後，產生的能量會用於維持正常生理機能，例如心臟跳動、荷爾蒙分泌及肌肉收縮等，並應付每天的活動，身體會將多出來用不完的能量儲存在白色脂肪細胞的「油滴」裡，因此白色脂肪組織可以說是人體的大型能量儲存庫。

「蛋白質分解增加，導致骨骼肌流失」一直以來都是癌症惡病質的主要現象，近年來「脂肪組織的分解和改造」現象逐漸受到重視，其在惡病質中也扮演著重要角色。

這是因為近年來研究證實，在惡病質的幾個主要已

知特徵出現之前,脂肪組織分解的現象已經發生,也就是骨骼肌流失現象出現前,脂肪組織的減少已經出現了。

癌症惡病質引起的脂肪組織改造與代謝改變,主要透過以下 3 種機制:

1. 脂肪組織分解

白色脂肪組織會分泌促發炎細胞因子,如 TNF-α 和 IL-6,而這些因子會進一部促進脂肪分解,造成脂肪組織萎縮。TNF-α 會抑制脂肪細胞分化,阻斷脂肪形成轉錄因子,進而阻礙脂肪組織細胞的更新;而 IL-6 也被證實會抑制脂肪細胞中脂肪的合成,並且加速能量的消耗。

2. 脂肪組織萎縮、纖維化

脂肪細胞面積的減少和周長的改變是在動物模型和惡病質病人中觀察到的主要形態學變化。在形態上,除了可以觀察到脂肪細胞縮小,並且出現脂肪組織纖維化和發炎細胞浸潤的現象。

3. 脂肪組織的褐變

這是癌症惡病質中很特別的特徵,白色脂肪組織逐漸轉變為更容易消耗能量的脂肪細胞——棕色脂肪細胞,我們稱為「褐變」。由於棕色脂肪中的粒腺體含量

多，因此透過粒線體電子傳遞鏈與 ATP 生成，也同時促進了能量的消耗。

厭食

腫瘤生長時造成的吞嚥困難和胃腸道阻塞；治療時產生的副作用，例如噁心、嘔吐、腹瀉；緩解疼痛的鴉片類藥物；心理上的憂鬱與焦慮等，多種原因都會導致病人產生厭食症。

此時隨著腫瘤生長，蛋白質與脂肪代謝異常造成熱量消耗增加，厭食症狀的產生反而導致病人「熱量不足現象」更雪上加霜，進一步導致肌肉蛋白分解與脂肪組織分解加速。

負能量平衡

由於腫瘤生長、轉移，並導致營養素代謝異常（合成作用趨緩、分解作用加速）和基礎代謝率增加，各種原因導致厭食症狀產生，造成供應身體能量途徑受阻，因此產生負能量平衡。簡單說，也就是每日攝取獲得的能量遠少於身體的需求量。

② 惡病質診斷標準為何？

惡病質一直被認為是造成癌症預後不良的主要原因，它會使病人身體營養素代謝混亂、對抗癌症治療耐受性下降和存活率降低。

雖然我們對惡病質認識多年，但是一直缺乏有系統的定義與診斷標準。直至 2011 年，集結各國相關專家，其中包含「歐洲安寧療護研究組織」（European Palliative Care Research Collaborative, EPCRC）、「肌少症、惡病質與消耗性疾病協會」（Society on Sarcopenia, Cachexia, and Wasting Disorders, SCWD）、「美國國家癌症研究所」（National Cancer Research Institute, NCRI）以及「歐洲臨床營養學會」（European Society for Clinical Nutrition）等，根據臨床處置的條件與文獻證據等級，以確立惡病質的定義：

癌症惡病質是一種多個因素集合的綜合症，其特徵是骨骼肌肉量持續減少（可能也同時伴隨脂肪量減少現象），以傳統營養支持的方法可能無法完全改善這種情形，並導致身體功能漸進性失能。病理生理學的特徵會出現食

物攝取減少與營養素代謝異常，最終造成蛋白質和能量的負平衡。

癌症惡病質的臨床進展是連續性的，大概可分成 3 個階段（見下頁圖表 16）：

惡病質前期

因癌症種類和分期、全身發炎狀況、食物攝取量多寡及對抗癌治療方式不同，其在臨床和代謝特徵（例如厭食和葡萄糖耐受不良）進展程度也各不相同，但是若與平時飲食比較，出現早飽、甚至厭食的情況，體重微幅的減輕（≤ 5 %），我們應該要有所警覺，此時體內營養素代謝異常，要及早進行營養支持。

惡病質期

食物攝取量持續減少，體重持續減輕，6 個月內體重減輕 ≥ 5 %（或 BMI ≤ 20，且體重減輕 ≥ 2 %），臨床表徵出現肌少症與系統性發炎反應。

難治型惡病質期

此時肌肉耗損、脂肪流失嚴重，且積極的人工營養支持（例如給予靜脈營養）的風險可能大於其所能帶來

的好處。

此時的治療著重於緩解惡病質帶來症狀與減輕併發症，例如刺激食欲、減緩噁心感及疼痛等。嚴重的惡病質會導致病人預期壽命小於 3 個月。

圖表 16 癌症惡病質 3 階段

惡病質前期	惡病質	難治型惡病質
▶體重減輕幅度 ≦ 5 %	▶ 6 個月內體重減輕幅度 ≧ 5 % ▶ BMI ≦ 20，且體重減輕 ≧ 2 %	▶嚴重惡病質 ▶嚴重肌肉損耗 ▶脂肪流失 ▶影響癌症治療
▶厭食 ▶新陳代謝異常	▶食物攝取減少 ▶肌少症 ▶系統性發炎反應	▶預期壽命＜ 3 個月

並非所有病人都會經歷整個過程，因為目前尚未有非常明確的標的，可用來做為惡病質進展階段或進展速度的指標。

③ 惡病質的處置方式為何？

在蒐集病人 BMI、體流失百分比及肌肉量之後，可以依據前述各期別的定義，簡單將病人目前的狀態分成惡病質前期、惡病質以及難治型惡病質。根據 2011 年的專家共識管理方式，不同的期別處置重點如下（見下頁圖表 17）：

惡病質前期

持續監測，包含體重變化、肌肉量等，並且可預防性的給予介入，例如積極營養介入。

惡病質期

需要進一步評估，包含病人的厭食狀況、食物攝取量、分解代謝程度、肌肉量與力量、生理功能與社會心理狀態，再依據評估結果找出病人的臨床症狀，調整介入方式。

難治型惡病質期

由於此時期病人的預期壽命小於 3 個月，治療方向著重於惡病質帶來症狀緩解與減輕併發症，例如刺激食慾、減緩噁心感及疼痛、給予心理社會支持等，營養介入需要將病人舒適納入考量。

圖表 17　癌症惡病質的分期與處置

篩選
體重流失、BMI、測肌肉量

分期
| 惡病質前期 | 惡病質 | 難治型惡病質 |

評估
- ▶ 厭食狀況、食物攝取量
- ▶ 分解代謝情況
- ▶ 肌肉量與力量
- ▶ 生理功能與社會心理狀況

管理

惡病質前期	惡病質	難治型惡病質
▶ 持續監測 ▶ 預防性介入	▶ 根據臨床症狀進行多模式管理（優先考慮可以改變的因素）	▶ 症狀緩解 ▶ 心理社會支持 ▶ 營養支持的倫理討論

④ 惡病質的營養照護重點有哪些？

即早的營養介入，目的在避免惡病質症狀的產生，或避免病人由惡病質前期進入惡病質期。

由於惡病質前期在臨床表徵上出現了早飽、厭食的情況，甚至影響到體重微幅度減輕（≦ 5 %），此時必須先釐清造成食欲不振現象的原因，有時是治療引起的（例如化學治療後不易感覺餓或厭食），有些是心理層面造成的。

營養介入前，需要讓病人了解適當的食物攝取與營養狀態維持的重要性，營養相關照護上可以分成以下 4 個方向逐一改善：

「提高蛋白質和熱量密度」與「少量多餐」

在飲食調整上，掌握「提高蛋白質和熱量密度」與「少量多餐」這兩個原則。優質蛋白質主要食材來源為豆魚蛋肉類，而全穀雜糧類（含豐富澱粉）與油脂類則提供充足的熱量，並將這些食材的相關料理分散在每一餐中，如若每餐攝取量少，則必須增加餐次，以點心方式供應，確保每日熱量與蛋白質攝取符合需求量（詳細落實步驟，可參考 206 頁「食欲不振」的解決方案，亦可參考 274 頁「高熱量、高蛋白餐點」）。

改善治療副作用

治療時產生的副作用,例如噁心、嘔吐、腹脹、腹瀉和進食疼痛等,常常會影響病人的進食意願。

噁心與嘔吐的症狀常常會讓病人不敢吃,害怕食物攝取後會再次出現不適症狀;每次食物攝取後,不久便出現嚴重腹瀉,往往會讓病人覺得吃再多很快就排出體外,好像白忙一場。

針對不同抗癌治療所產生的相關副作用,在飲食上可依照副作用種類來調整食物質地、烹調方式及供應溫度等予以改善(詳細落實步驟,可參考196頁「改善治療副作用」章節)。

另外,適時的告知醫療團隊目前的不適症狀,服用緩解症狀藥物(例如止痛藥、止吐藥和止瀉藥等),可減輕因治療所引起的副作用,使病人感覺較舒服,也可做為醫師調整抗癌藥物的依據。

適時協助,避免強迫

因進行抗癌治療,病人的精神與體力減弱,在食物製備上可以請家人或朋友協助,或購買外食,以節省體力和時間,我們要知道:「此時最重要的是**攝取足夠熱量與蛋白質,保持體力。**」因此,不一定要自己煮才是最好的。

病人身邊的親朋好友可適時提供協助，但是要避免帶給病人進食的壓力，有時壓力會在不知不覺中形成，例如認為外食不健康一定要自己煮、努力做了豐盛的一餐要病人全部吃完、落實少油少鹽原則卻忽略食物的美味性或提供病人多種飲食原則並期待對方遵守等，都會讓病人產生進食壓力，一想到用餐便覺得壓力大，進而影響進食意願。

保持活動，避免癌疲勞

已有多篇研究指出，適度的活動可降低癌細胞生長時所帶來的癌疲勞、減少焦慮及憂鬱，並且可增加肌肉強度、避免肌肉流失，還可增加病人對抗癌治療的耐受度、減少副作用產生。

另外，建議病人可在用餐前、後適度的走路散步，不但可促進腸胃道蠕動、增加食欲，也是保持體力的好方法。

⑤ 活動和運動對惡病質有什麼影響？

2021 年 ESPEN 在《癌症營養指南》中，強烈建議病人應該維持或增加每日的活動，以維持肌肉量、正常活動功能與代謝。

癌症惡病質會造成病人體內營養素代謝紊亂，其中胰島素敏感性降低（胰島素抗性增加）、高血糖（葡萄糖不耐症）與癌症病人的存活率降低和癌症復發率增加有關。

　　胰島素阻抗是指細胞對胰島素的敏感性降低的一種情形，當細胞對胰島素不敏感，胰臟的 β 細胞需要分泌更多胰島素才能維持正常生理機能；血液中過多的胰島素（高胰島素血症）可能會促進癌細胞生長。

　　有個模擬實驗利用同位素追蹤法，發現在路易士肺癌（Lewis Lung Carcinoma）小鼠中，因胰島素阻抗增加，葡萄糖減少進入骨骼肌與脂肪組織。此外，在針對肺癌病人的相關研究中，也發現病人肝臟出現胰島素阻抗的情形，導致肝臟中糖質新生作用加速。

　　多篇研究指出，癌症治療期間或治療後的恢復期，若能保持適度的活動或運動，可維持肌肉量與肌肉力量，對健康維持有益。在過去的研究證實，運動可以改善胰島素敏感性、粒線體功能、發炎情形、肌肉量與肌肉力量。

18 口服營養品的選擇

> **使用口服營養品的時機：食物攝取量變少／幾乎沒進食／食物須有高水分／體重持續減輕／體重過輕／營養不良**

　　癌症治療期間，對熱量與蛋白質需求量增加，但是治療的副作用產生往往造成病人食欲不振、整體進食量減少。這個時期，飲食上除了製備易於咀嚼、吞嚥及改善不良症狀的餐點等攝食技巧外，根據 2021 年 ESPEN《癌症營養指南》建議，當病人攝取不足，飲食無法有效達到營養目標時，可以適時的搭配富含蛋白質和熱量的食物和液體，也就是口服營養品，以協助病人改善營養狀況。

　　在這邊我們必須釐清一下「口服營養品」，是指富含蛋白質和熱量的配方營養品，而非只含單一營養成分的特殊營養食品（見下頁圖表 18）。

　　臨床上，常常會發現病人或家屬因朋友介紹或其他資訊建議，而選擇補充特殊營養食品，做為治療期的營

養補充,但這些產品通常只含「單一」營養素,而且單價高、作用機制尚未明確或症狀改善有限。

　　癌症治療時期的營養支持,原則在攝取高蛋白與足夠熱量上,所以此時期的營養補充著重在補足攝取不夠的部分,若只想藉由單一營養素的補充,卻未能將每日最基本需求的熱量與蛋白質攝取足夠,就本末倒置了,最終結果可能不如預期。

圖表 18　口服營養品與特殊營養品的差異

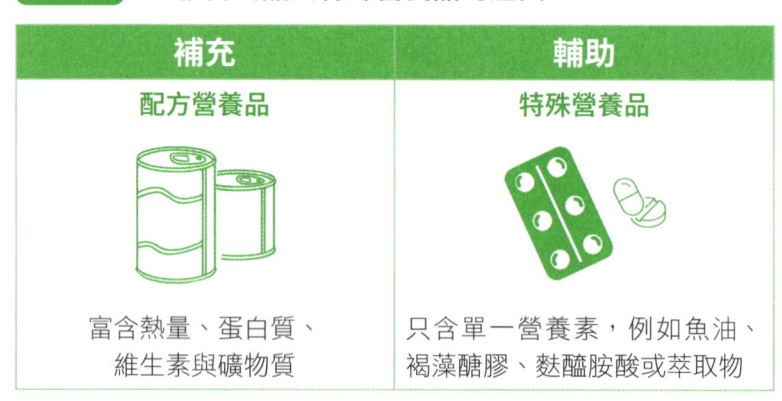

補充	輔助
配方營養品	特殊營養品
富含熱量、蛋白質、維生素與礦物質	只含單一營養素,例如魚油、褐藻醣膠、麩醯胺酸或萃取物

> **TIP　補充重點**
>
> 癌症治療期間,食物選擇應以均衡飲食為優先,攝取不足的部分可再搭配口服營養品,以協助病人改善營養狀況。而所謂的口服營養品是指富含蛋白質和熱量的營養補充品,並非只含單一營養素的特殊營養品。

口服營養品的設計概念是「均衡飲食」，為粉狀或液狀罐裝的配方，因此其中富含碳水化合物、蛋白質及脂肪等三大營養素，另外也額外添加維生素與礦物質，目的在補充我們正餐攝取不足的部分。

　　口服營養品就好像一份豬排三明治，有吐司（提供營養素：碳水化合物）、其中夾著荷包蛋、豬排等材料（提供營養素：優質蛋白質），煎荷包蛋時用的油與豬排中的脂肪（提供營養素：脂肪），如果三明治中還加了蔬菜和水果，便可以同時提供維生素、礦物質與膳食纖維。

　　因此，口服營養品較能一次補充病人在治療時，食物攝取不足的部分，適合做為點心補充或在特殊情況下取代正餐。

① 口服營養品特性為何？

　　當病人在治療期出現食欲不佳、口腔黏膜潰瘍、吞嚥困難等多種原因，造成食物攝取量不足時，便可考慮使用口服營養品來彌補攝取不足的部分。

　　常常會有病人詢問：「一定要使用口服營養品嗎？是否可改用豆漿、牛奶或杏仁奶等來補充？」在回答這個問題前，我們可以先看下頁圖表 19 來比較一下：

圖表 19 口服營養品與一般流質食物之熱量比較

食物來源	每 100 毫升（100 公克）提供熱量（大卡）	營養素 碳水化合物	脂肪	蛋白質
均衡配方	100	✓	✓	✓
濃縮配方	150-200	✓	✓	✓
豆漿	30	－	－	✓
全脂牛奶	63	－	✓	✓
杏仁奶	40	－	✓	－
燕麥奶	45	✓	－	－

　　由圖表 19 可知，豆漿與牛奶皆是富含蛋白質的食物，但是因為豆漿的脂肪與碳水化合物含量少、牛奶中碳水化合物含量少，因此兩者雖然是優質蛋白質很好的來源，卻無法提供足夠的熱量。

　　而杏仁奶與燕麥奶，前者富含油脂、後者則是富含碳水化合物，可做為熱量補充來源，但是雖然名稱都有「奶」字，卻只含少量蛋白質，並非優質蛋白質的良好來源。

　　因此，當病人出現攝取量減少時，是整體一起減少，補充營養時要同時考量「蛋白質」與「熱量」一起補充，若病人想使用豆漿、牛奶和杏仁奶等食品來補充，需要注意食品的搭配技巧，例如：包子配豆漿、蛋糕配牛奶、

還有茶葉蛋配杏仁奶等，以達到同時補充蛋白質與熱量的原則。

如果選擇口服營養品，則可同時符合以上條件，市售之均衡配方口服營養品，1 瓶約可提供 1/2 個便當的熱量、1 又 1/2 顆雞蛋的蛋白質。另外，每瓶 200-250 毫升的體積相對較小，對於食量小的病人會更容易達成補充目標。

食物打成泥，營養不會流失嗎？

通常解釋到這裡時，病人會接著問：「那我把該吃的飯菜攪打成泥，這樣熱量、蛋白質與其他營養素便可一次補足，是否就不用吃口服營養品了呢？」

當病人因為疾病或治療造成的副作用而感到身體虛弱、食欲不佳或攝取量減少時，臨床發現病人或其家人會選擇質地軟、容易咀嚼的食物，甚至將質地改為流質。

確實，當食物質地調整軟質、半流質，甚至全流質時，食物容易咀嚼，會更方便進食，但是食物添加過多的水進行烹調，可能導致熱量密度減少、蛋白質密度降低，所以一般流質食物除非經過營養師特別計算、調配製作，否則很難達到高熱量、高蛋白質的條件。

也就是說，為了達到攝取足夠蛋白質與熱量的目標，將飲食改用一般流質飲食，雖然更方便攝取，但反

而需要攝取更大體積的流質食物，導致攝取足夠蛋白與質熱量目標更難達成。

口服營養品是經過計算調整後的商業配方，其熱量濃度基本可提供 1 大卡／毫升。例如，病人經過評估，每日攝取量與目標熱量相差 500 大卡，此時若選擇採用口服營養品（濃度：1 大卡／毫升）來補充攝取不足的部分，則要攝取 500 毫升，相當於 900 毫升的白粥或 800 毫升的全脂牛奶。

由此可知，相同的熱量補充目標下，選擇口服營養品因為其體積小，更容易達成目標，若選擇濃縮配方的口服營養品，所需攝取的體積會更小。

如前文所述，口服營養品的設計概念是「均衡飲食」，其中富含碳水化合物、脂肪及蛋白質等三大營養素，另外也額外添加維生素與礦物質，因此補充熱量的

> **TIP** ***口服營養品的特點***
> 1. 補充蛋白質與熱量。
> 2. 營養素均衡（包含三大營養素、維生素，還有礦物質等）。
> 3. 營養調整（調整三大營養素比例、富含 BCAA，還有魚油等）。
> 4. 體積小、營養密度高。

同時，也同時補充可能攝取不足的蛋白質、維生素及礦物質等營養素，省去病人或家屬需要額外購買補充或計算等不便。

② 何時應該使用口服營養品？

當病人在治療期出現食物攝取量不足時，一開始會建議以增加點心補充次數、增加餐次等方式，確保每日食物攝取量充足。但若病人出現以下情形，則需要考慮以口服營養品當做點心補充。

1. 食物攝取量變少、只剩需求量的 50-75 %（甚至更少），且已持續 1-2 週。
2. 幾乎沒有進食（只剩需求量的 <50 %），且超過 1 週。
3. 因病情發展，食物質地改成水分比例高的料理，例如飯變成稀飯、肉變成肉泥等，且進食分量難以增加。
4. 依照目前的飲食計畫，體重仍持續減輕。
5. 病人本身體重過輕或營養不良。
6. 營養不良風險增加。

因為接受抗癌治療，需要維持良好的營養狀態，但此時每日的營養需求量增加，反而需要攝取比平時更多的食物。若增加餐次、增加進食量在執行上有困難，或是病人在治療期間發生以上相關情形，就需要考慮以口服營養品當做點心來補充，將這做法當成營養補充的策略之一。

③ 如何挑選口服營養品？

了解自己每日熱量與營養需求量，決定以口服營養品做為營養補充的策略之一後，病人和家屬面對市面上琳瑯滿目的各式產品常常會有許多的疑問，該選高蛋白配方、糖尿病配方或是腫瘤配方呢？以下針對各式配方進行分析與介紹。

如前文所述，口服營養品是以「均衡飲食」為概念設計出來的粉狀或液狀配方，其中蛋白質來源大多為牛奶蛋白，但是考量台灣人對牛奶中的「乳糖」耐受性不佳，大部分口服營養品會去除乳糖，調整成乳糖不耐症者也適用的產品。

市售的口服營養品可能會依照富含的營養素或適用的疾病別進行分類，以下將常見的幾種配方名稱與特性進行分類（見下頁圖表20）：

圖表 20 市售口服營養品的種類與特性

種類名稱	特性	適用對象
均衡配方	三大營養素均衡比例	▶需要額外增加熱量補充者
高蛋白配方	蛋白質比例較均衡配方高	▶需要額外補充熱量，而且有較高蛋白質需求者
纖維配方	配方中額外添加纖維質	▶需要額外補充熱量，而且膳食纖維攝取不足者
糖尿病配方	相較於均衡配方，碳水化合物比例降低、蛋白質與脂肪比例增加	▶需要血糖控制、蛋白質需求量高者
濃縮配方	三大營養素均衡比例，但水分含量少，同樣的體積可提供更高的熱量，一般濃度為 1.2-2 大卡／毫升	▶熱量需求量高，但是整體攝取量少者 ▶需要限制水分攝取者
洗腎配方	低電解質（磷、鉀、鎂、鈣）、高蛋白質比例、濃縮（1.8 大卡／毫升）	▶需要控制電解質者 ▶熱量、蛋白質需求量高，但是整體攝取量少者 ▶需要限制水分攝取者
低蛋白配方	低電解質（磷、鉀、鎂、鈣）、低蛋白質比例、濃縮（1.8 大卡／毫升）	▶需要控制電解質者 ▶熱量需求量高，但是蛋白質攝取需限制者 ▶需要限制水分攝取者

（接續下頁）

種類名稱	特性	適用對象
腫瘤配方	富含 Omega-3 脂肪酸、高蛋白質比例、濃縮（1.3-1.5 大卡／毫升）	▶惡病質前期或惡病質期的病人 ▶攝取充足熱量與蛋白質後，體重仍持續減輕者

若要更加精簡的分類，我們可以分為一般均衡配方、濃縮均衡配方及癌症專用配方三大類：

一般均衡配方

顧名思義，就是指三大營養素比例均衡的口服營養品，適合給食欲差、每餐攝取量比平時少，需要額外補充熱量的人。

由於市售的一般均衡配方設計，約 1 份（罐）可提供 250 大卡，約 1/2 個便當的熱量，因此，若病人每餐皆只能攝取平時的 50-70 %，則建議餐間可以增加 1 份（罐）一般均衡配方的口服營養品。

濃縮均衡配方

配方中三大營養素比例均衡，但水分含量減少，而達到「濃縮」的特性，其優點便是在相同體積下，可以提供更高的熱量與營養素。

目前市售的濃縮均衡配方濃度由 1.2-2.0 大卡／毫升不等,因此非常適合給容易感到飽脹、攝取量嚴重不足、體重明顯減輕的病人,甚至代替正餐,做為每日熱量的主要來源。

腫瘤(癌症)專用配方

相較於其他均衡配方,腫瘤(癌症)專用配方最大的不同就是其中額外添加 Omega-3 脂肪酸,其來源可能是魚油或藻油,同時因為考量使用對象為癌症病人,預設熱量與營養素需求量增加,因此大部分皆會減少配方中的水分含量,以達到濃縮的特性。

以上將市售常見的口服營養品與特性大致分類,但是若合併其他疾病(例如腎臟病、肝臟衰竭和心臟衰竭等)或治療後(例如進行了洗腎、腸道手術和胸腔手術等),建議仍要先諮詢醫師或營養師,經評估後再做選擇搭配。

我們要知道口服營養品絕對不是愈貴愈好、效果愈好,其擔任的角色是「輔助」平時攝取不足的部分。

當病人因治療而增加蛋白質與熱量需求時,口服營養品確實是簡單且快速的補充方式,尤其是針對咀嚼困難、吞嚥受阻的人來說,提供了方便且容易達成目標的

選擇。

但相對於一般的食物，口服營養品價格較為昂貴、口味單一，因此仍然建議大家先以平日飲食為主，有攝取不足時再以口服營養品做為輔助。

❹ 需要選擇腫瘤配方嗎？

腫瘤細胞生長時會分泌細胞激素，例如介白素-1、介白素-6、介白素-8 和腫瘤壞死因子等，導致全身性的發炎反應產生，這也是導致病人發生癌症惡病質的主要原因。

由於病人體內的代謝機轉在發炎物質的干擾下與一般人不同，這些腫瘤細胞生長時分泌的細胞激素會造成體內合成速度減緩、分解速度加速，導致體內蛋白質與脂肪合成速度變慢，同時加速蛋白質與脂肪的分解。另外，細胞激素也會造成癌症病人食欲下降、攝取量減少。

這一連串的生理代謝改變，最終造成病人的肌肉量與體重流失、體力下降和活動力變差，總覺得無力，嚴重影響病人的生活品質。此時，癌症病人的營養不良程度增加，可能將影響後續治療，治療後的副作用症狀加劇，甚至導致治療中斷。

根據 2021 年 ESPEN《癌症營養指南》的建議，對

於正在接受化學治療而且出現體重減輕者，或具有營養不良風險的晚期癌症病人，建議補充長鏈 Omega-3 脂肪酸或魚油來穩定改善病人食慾、食物攝取量、體重或非脂肪體重。

2007 年有篇文獻回顧指出，口服 Omega-3 脂肪酸補充劑對晚期癌症病人是有益的，可改善體重減輕的狀況，Omega-3 脂肪酸補充劑可顯著增加病人的食慾、進而增加病人的體重，提高生活品質，且顯著降低術後發病率（尤其是感染性併發症）。

2015 年的文獻回顧，分析了 10 項相關臨床研究，不管是接受化學治療、放射治療或合併化學治療和放射治療的癌症病人，Omega-3 脂肪酸的補充皆可有效維持病人的體重或促進體重增加。

以身體組成分析儀分析病人的身體組成量，發現 Omega-3 脂肪酸補充組中，病人的去脂肪重（Fat-Free Mass）顯著比對照組高；以「C 反應蛋白」做為觀察病人體內發炎狀況的指標，Omega-3 脂肪酸的補充顯著低於對照組，證實 Omega-3 脂肪酸具有免疫調節作用、減輕發炎症。

身體功能受損、疲勞及疼痛等，皆會影響癌症病人的心理與生活品質，以癌症生活品質核心（EORTC-QLQ-C30）問卷測試，發現補充 Omega-3 脂肪酸，病

人身體健康狀態、身體功能、認知功能及社會功能顯著比對照組分數高。

> **TIP 建議**
> 正在接受抗癌治療且出現體重減輕者，或具有營養不良風險的晚期癌症病人，可補充 Omega-3 脂肪酸，以改善食欲、體重及生活品質。

⑤ Omega-3 脂肪酸愈多愈好嗎？

在確定需要補充 Omega-3 脂肪酸後，每天的建議補充劑量是多少呢？

2003 年有項針對晚期胰臟癌病人的研究，以隨機、雙盲的方式進行試驗，受試者在實驗期間，皆會額外補充高熱量、高蛋白配方的口服營養品。

實驗組的口服營養品中額外添加 Omega-3 脂肪酸 EPA，為期 8 週，2 組每天平均可攝取 1.4 罐口服營養品（相當於 420 大卡與 21 公克蛋白質），而實驗組因此每天同時額外獲得了 1.5 公克 EPA，結果發現實驗組的攝取量與體重增加、瘦體組織增加之間有顯著相關性。

於 2010 年的實驗中，針對晚期大腸直腸癌病人，給予含有 2 公克 EPA 的口服營養品，為期 12 週，發現有 EPA 補充的病人體重顯著增加，其健康相關生活品質（Health-Related Quality of Life, HRQOL）也較高（但此分數與對照組比較沒有顯著差異），另外也發現，有 EPA 補充的病人在化學治療期間沒有中斷的情形發生，反之對照組因治療產生毒性而中斷的次數較多。

　　2014 年有項臨床試驗探討 EPA 補充對晚期非小細胞肺癌病人（3b 期和 4 期）的營養、發炎指數與 HRQOL 之影響，實驗組每天攝取含有 2 公克 EPA 的口服營養品，而控制組則是攝取相同熱量的飲食，為期 8 週，期間 2 組病人均持續接受化學治療，例如紫杉醇與順鉑或卡鉑。

　　結果顯示實驗組的蛋白質與熱量攝取量顯著增加，體重保持不變，而控制組的病人體重有持續減輕現象。經由身體組成分析也發現，實驗組病人的瘦體組織顯著大於控制組，發炎相關指數中，實驗組的「C 反應蛋白」（是由肝臟生成的血清蛋白，主要被當做發炎的指標）和 TNF-α 皆顯著降低，顯示實驗組病人體內促發炎狀態降低，可以更有效預防癌症惡病質的發生。

　　根據前述幾項實驗與其他多種相關實驗結果數據，每天攝取 1.5-2 公克 EPA 是安全且可顯著改善病人食物

攝取情形、減緩體重減輕情形、降低體內相關發炎指標並預防癌症惡病質發生。但是，劑量攝取愈高愈好嗎？

1996年有篇針對胰臟癌病人的相關研究，一開始每天補充2公克魚油，每週增加2公克劑量，最大補充劑量為每天16公克，結果發現高劑量的補充（大於2公克）其效益沒有更好。

> **TIP** *建議*
>
> 正在接受抗癌治療，例如化學治療、放射治療之病人，可補充Omega-3脂肪酸EPA，以改善攝取量、體重及減少體內發炎物質產生，並可避免癌症惡病質發生。
>
> 目前建議每天可攝取1.5-2公克EPA，更高的劑量補充其改善效益沒有更好。

19 癌症病人常見飲食疑問

癌症病人的飲食原則：新鮮食材／隔餐勿食／水果要去皮／避免生食、沾醬、蜂蜜及未滅菌的生乳或乳製品

飲食是平日裡的小事，因為缺乏關注，到了病人身上，日常小事似乎突然變得陌生，尤其是正在接受抗癌治療的病人，對於「飲食」突然產生各式各樣的疑問，飲食變成了最熟悉的陌生人。

如前文所述，癌細胞特殊的發炎機制導致人體代謝紊亂，再加上正在接受抗癌治療所產生的副作用，常常影響病人「吃」的改變，不論是食欲改變、味覺改變或腸胃道症狀的改變等，或是親朋好友、報章媒體報導及廣告宣傳等，皆會影響我們對食物的挑選，因此便有許多飲食疑問、迷思產生。

這個章節，我們整理了臨床上常見的飲食疑義，讓病人或照顧者在準備飲食上能更加有方向。

① 治療期和修復期，飲食上如何降低感染風險？

　　充足的熱量與蛋白質攝取是維持正常生理機能、保持體力的基礎，另外在食物製備上，也需要注意到衛生安全，透過加熱、特殊食物種類挑選原則等注意事項，以達到降低食物中微生物數量，這樣的飲食我們稱之為「低微生物飲食」。

　　熱量與蛋白質攝取足夠，人體才能進行正常的生理代謝，包含血球的製造。白血球在體內主要負責防禦的功能，是免疫系統的一部分，幫助身體抵抗傳染病與外來的東西（例如細菌感染）。

　　由於白血球擔任身體重要的免疫功能，如果飲食中蛋白質攝取不足，體內蛋白質濃度下降，骨髓製造白血球的速度可能受阻，此時身體傾向分解肌肉蛋白以維持體內蛋白質平衡，長期下來，便會導致人體營養不良、消瘦。另外，為了使蛋白質有效率的進行合成作用，需要搭配充足的熱量攝取，因此，充足的熱量與蛋白質攝取是降低感染風險的第一步。

　　由於初步的抗癌治療計畫多是使用化學治療或放射治療，化學治療藥劑會破壞全身快速生長的細胞，其中包含骨髓幹細胞、影響造血功能，例如紅血球、白血球

及血小板無法順利生合成，導致體內白血球低下，因此免疫能力跟著下降，往往造成病人容易有被感染的風險。

此時在飲食製備上，我們必須搭配一些手段以降低食物中的微生物數量，進而降低感染風險。可參考208頁提過的「低微生物飲食」原則。

② 可以吃冰嗎？

當然可以！抗癌治療期間，此時期的飲食以達成攝取每日熱量與蛋白質需求為原則，因此在飲食上的禁忌很少。

另外，若因治療副作用導致味覺改變，此時烹煮好的食物可將其放至溫冷時再食用，味道會比熱食更好。只是攝取冰涼食物時，仍然要考量食品衛生安全，食物製作方式與儲存環境是否衛生，以及病人腸胃道耐受情形等，若是抗癌治療期間，白血球數目減少（低於正常值 4,000/mm³ 時），則需要注意低微生物飲食原則。

③ 可以吃零食嗎？怎麼挑選？

當然可以！抗癌治療中的病人想補充點心，常常遇到不知補充什麼好，而恢復期的病人則是嘴饞時，總是

想吃零食卻又擔心過多的食物會對身體造成負擔,如何取得平衡呢?

其實,食物的種類和攝取量才是關鍵!選擇適宜的食物並且適量的食用,不僅滿足想吃的衝動,還同時達到抗癌、健康促進的好處。

以下提供幾種適合的點心:

毛豆或黃豆製品

毛豆屬於豆類的食材,是優質蛋白的來源,且不含飽和脂肪酸,是很好的點心選擇。關於豆類的好處相關研究非常多,主要來自豆類裡的植化素大豆異黃酮。

有多篇研究證實大豆和大豆異黃酮攝取量與癌症發病風險呈負相關,甚至可增加放射治療時對非小細胞肺癌的破壞,並減輕放射線對正常肺臟組織造成的血管損傷、發炎及纖維化。

這些發現確定大豆是預防癌症的健康飲食模式不可或缺的一部分,也是癌症治療中很好的食物來源。

如何選?

1. 水煮毛豆:選擇鮮綠、外表堅實、沒有損傷的豆莢(或冷凍毛豆),水煮、調味即可。
2. 無論板豆腐、嫩豆腐都是很好的豆製品食材,可

以變化多種料理方式,挑選時注意有效日期、表面無黏液、聞起來是清鮮豆味、無酸味即可。
3. 豆漿、豆花也是很好的選擇,對於正接受抗癌治療的病人,是很好補充蛋白質的點心選擇。

堅果

堅果含有豐富的單元不飽和脂肪酸、維生素 E、礦物質鎂、磷、鉀和鋅等,提供了抗氧化與抗發炎作用,同時也可有助於安定神經、調節內分泌、協同蛋白質與脂肪的合成與代謝。另外,也有愈來愈多的研究證實,堅果可預防氧化壓力所造成的 DNA 損傷,進而預防多種慢性疾病的發生。

2008 年有一項大型研究分析導致肺癌的原因,結果發現堅果攝取量最高的個體,罹患肺癌的風險顯著降低 26 %(OR: 0.74; 95 % CI: 0.57 to 0.95)。在回顧性研究中也發現,每天攝取 28 公克的堅果,可以降低 21 % 的癌症死亡率。

如何選?

1. 選擇原味:注意產品標示,盡量挑選低鹽或無鹽、無調味的堅果,或購買生的堅果自行烘烤,以避免攝取過多精緻糖或鹽。

2. 適量攝取：因堅果本身油脂含量高，若當做零食，過量攝取也是會增加體重的、導致肥胖發生。

蔓越莓

蔓越莓因含有大量的類黃酮與酚酸，是抗氧化劑含量最高的水果之一。

另外，蔓越莓也含有高濃度的熊果酸，過去的研究指出，其可提供多種促進健康的效益，例如抗發炎、抗癌及神經保護作用。

針對肺癌的研究，蔓越莓中的前花青素可調節抗藥性肺癌細胞中的訊號傳導途徑，加速癌細胞快速凋亡的途徑。

在細胞實驗中也發現，蔓越莓的萃取物可抑制肺腺癌細胞的抗凋亡分子，進而抑制癌細胞的生長。

如何選？

因蔓越莓本身帶有強烈的酸味，食品業者為了適口性會添加高果糖糖漿來中和蔓越莓的酸味，但高糖對正在進行血糖控制的人是不利的。因此，建議挑選搭配天然甜味（例如鳳梨和葡萄等）或少糖（添加蔗糖）的蔓越莓乾。

④ 素食者怎麼吃？

　　如前面所述，由於癌細胞生長時會造成人體營養代謝紊亂，若合併抗癌治療的副作用，常常導致病人食慾減退或進食困難等，營養不良反而造成病情的惡化、降低生活品質和死亡等情況發生，所以不論是葷食或素食者，抗癌治療時期的飲食原則皆以「高熱量和高蛋白質飲食」為主（因抗癌藥物導致的肥胖不在此列）。

　　熱量的主要來源與葷食者一樣，需要富含澱粉、並添加油脂的料理，而在優質蛋白質來源的食物，相較於葷食者種類會比較受限，但若能好好規劃，也是可以獲得充足營養的，以下列舉素食者的優質蛋白質來源與「1份」的量。

圖表 21　素食者優質蛋白質來源與「1份」的量

	食材 1 份		相關料理
蛋類	・雞蛋	・1顆（55公克）	・煎蛋 ・烘蛋 ・歐姆蛋蛋捲 ・玉子燒
乳品類	・牛奶（保久乳） ・全脂奶粉 ・起司片	・240毫升 ・4湯匙（30公克） ・2片（45公克）	・奶酪蛋糕 ・麥片泡牛奶 ・起司蛋三明治

（接續下頁）

	食材 1 份		相關料理
豆類	・黑豆 ・毛豆 ・板豆腐 ・嫩豆腐 ・五香豆干 ・小方豆干 ・豆包 ・豆漿 ・黃豆	・2 湯匙（25 公克） ・1/2 碗（50 公克） ・4 小格（80 公克） ・1/2 盒（140 公克） ・35 公克 ・40 公克 ・1/2 塊（30 公克） ・190 毫升 ・2 湯匙（20 公克）	・蜜黑豆 ・涼拌毛豆 ・紅燒豆腐 ・豆腐味噌湯 ・炒豆干絲 ・滷豆干 ・糖醋腐皮捲 ・鹹豆漿、豆漿布丁、豆花

其他注意事項

1. 紅豆、綠豆、豌豆、蠶豆、皇帝豆、鷹嘴豆、四季豆和豆芽等，雖然名稱有「豆」，但胺基酸組成不理想，是「非」優質蛋白質來源，不要選錯。

2. 多餐次：若原餐次攝入量無法食用完畢時，建議增加餐次，並食用體積小、含水量低且熱量密度高的食物。

3. 若目前攝食量少於原先的一半，要考慮加入口服營養品，例如安素雙卡（奶素）、倍速益（奶素）、力增 18 ％（奶素）、明倍適（奶素）、完膳植物蛋白（全素）和全養沛（全素）等營養補充品，使用方式可諮詢醫師或營養師。

⑤ 可以合併中醫治療嗎？可以進補嗎？有沒有什麼禁忌？

　　臨床上常看到很多病人可能被資訊媒體（像是戲劇之類的）嚇到，認為西醫的治療方式過於痛苦，所以常常在確診癌症後就消失於診間，轉而尋求中醫或民俗療法，其實延誤診斷與治療才是真正的殺手，害怕接受治療，反而延誤了治療的最佳時機。

　　另外也有病人因為害怕醫師會不開心，一邊接受西醫治療，一邊又「偷偷的」接受中醫治療，不敢告訴主治醫師。其實非常不建議這麼做，因為當治療不如預期時，醫師反而會不清楚原因，造成誤判、可能做出不正確的改善措施，耽誤了原本的治療。

　　因此，我們鼓勵正在接受治療的病人應該主動告知主治醫師，關於你的就醫史和服藥狀況，這樣有問題時才能快速找出問題點、即時修正。

　　至於在飲食與營養觀念上，西醫與中醫有什麼不同呢？其實就像前文說過的，針對正在接受治療的病人，飲食上著重於攝取足夠熱量與蛋白質，避免體重減輕，如果想要合併中醫治療，應該是以「緩解不適症狀、負作用」為輔。

例如治療中的病人常會有食慾不振的情形，此時為了幫助病人攝取足夠食物量，以維持充足熱量，中醫可能常用山楂和麥芽等藥材熬成水喝，其實西醫並不會太過阻止，因為臨床上也會建議病人喝一些酸性的飲料再進食，例如檸檬水或烏梅汁等，以促進食慾。其他如以菊花、紅棗、枸杞子入菜，不但可使料理風味更加豐富，也可增添食材配色，其實也樂見其成。

但是，在臨床上最怕病人本末倒置，例如正在積極接受癌症治療的病人，因為食慾不佳、攝取量少，特別請知名中醫調配「玉露」，每餐都要先喝 300-400 毫升才吃其他食物，過多液體喝下肚後，其他食物攝取就更少了，或是有病人把玉露當正餐，覺得食物吃不下喝這個就好，這常常造成病人更嚴重的營養不良。

抗癌治療期間是否可以進補？這要看是使用什麼樣的「補品」，以料理酒入菜一直以來是台灣人料理上的特色，尤其是像燒酒雞及麻油雞都會加入酒來增添料理風味，甚至覺得可增強食補的效果，但是我們總是有個迷思，認為酒精經過烹煮後，便會完全揮發掉。

事實上，只有「部分」揮發，料理中仍然會有酒精殘留；根據美國農業部的營養資料實驗室與愛達荷大學、華盛頓州立大學的研究結果指出，依據不同的烹飪時間測量菜餚中殘留的酒精量如下頁圖表 22：

圖表 22 不同烹飪時間的菜餚殘留酒精量

烘烤／燜煮時間（小時）	酒精殘留百分比（%）
0.25	40
0.5	35
1.0	25
1.5	20
2.0	10
2.5	5

由實驗結果可知，即使料理燉煮長達 2 小時，食物中仍會有 10 % 的酒精殘留（這也能說明為什麼常常會有吃完燒酒雞開車上路，結果遭警察攔檢，酒測值超標的新聞出現）。

我們要知道，化學治療藥物仍然會造成人體器官的傷害，尤其是肝臟和腎臟，此時飲酒反而加重了肝臟的負擔，因此不建議正在接受抗癌治療的病人飲用酒精性飲料或含有酒精料理的食物。

❻ 油脂攝取建議為何？如何挑選食用油？

2021 年 ESPEN 在《癌症營養指南》中提到，針對有胰島素阻抗的癌症病人以及合併有體重減輕問題的病

人,建議提高飲食中脂肪對碳水化合的比值,旨在增加飲食中脂肪的比例,同時也可增加飲食的熱量密度、降低醣負荷。

油脂攝取量

每日的油脂量攝取需要多少呢?

以一般均衡飲食為例,國健署 2018 年版《每日飲食指南手冊》中建議合宜的三大營養素占總熱量比例為:碳水化合物 50-60 %、脂肪 20-30 % 和蛋白質 10-20 %;而以減醣飲食為例,其中三大營養素占總熱量比例為:碳水化合物 40 %、脂肪 40 % 和蛋白質 20 %。

以每日總熱量需求 2,000 大卡的病人為例,一般均衡飲食中,每天要攝取 44-67 公克的油脂,而在減醣飲食中,油脂攝取量要增加至 89 公克。

如何挑選油脂?

如前文所述,癌症治療期的飲食是一種高熱量、高蛋白質飲食,為了避免病人在治療時因多種原因減少食物攝取量,導致每日總熱量攝取不足,於餐點中增加烹調用油量是必要的手法,油脂不但體積小,同時也可增加飲食的熱量密度,但是只要有吃到油脂就好了嗎?

「吃錯油」和「不吃油」都會讓身體健康扣分!

19　癌症病人常見飲食疑問

圖表 23　三大營養素占總熱量比例

一般均衡飲食
- 碳水化合物 50-60 %
- 脂肪 20-30 %
- 蛋白質 10-20 %

減醣飲食
- 碳水化合物 40 %
- 脂肪 40 %
- 蛋白質 20 %

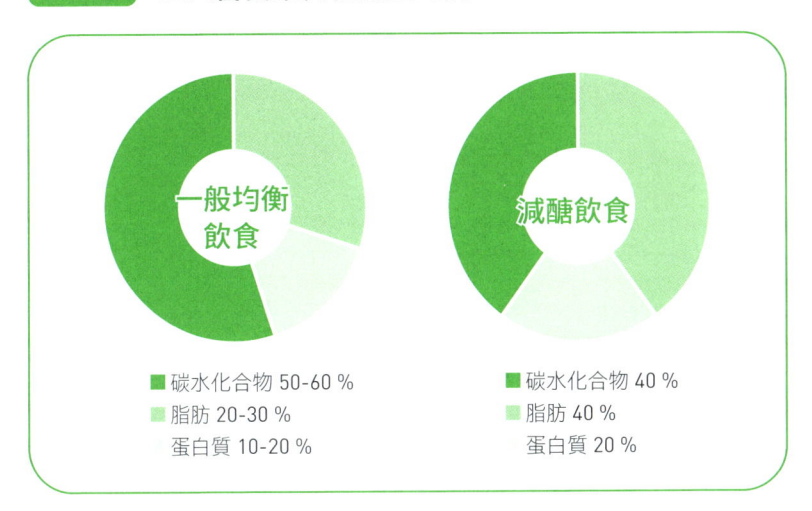

圖表 24　每日總熱量需求 2,000 大卡為例 三大營養素比例及重量換算

營養素		一般均衡飲食	減醣飲食
碳水化合物	比例（%）	50-60	40
	重量（公克）	250-300	200
脂肪	比例（%）	20-30	40
	重量（公克）	44-67	89
蛋白質	比例（%）	10-20	20
	重量（公克）	50-100	100

「油」必須好好挑選，選對了、用對了，才能發揮營養價值，也才能避免油品變質造成反效果。

依照油脂中的脂肪酸飽和度來分類，可分為飽和脂肪酸與不飽和脂肪酸，而不飽和脂肪酸又可分為單元不飽和脂肪酸與多元不飽和脂肪酸，以下為三種脂肪酸之特性敘述：

1. 飽和脂肪酸

飽和脂肪酸即是脂肪酸分子中的碳鏈皆以單鍵連結（不含有不飽和的雙鍵），也因此，飽和脂肪酸中與碳原子結合的氫原子達到最大值而稱為「飽和」脂肪酸，在結構上非常穩定，不容易因高溫而產生結構改變。

但是，經過長久以來的研究證實，飽和脂肪酸的攝取量與心血管疾病發生呈正相關，即顯著增加血液中膽固醇的濃度，容易導致高血壓、高血脂和動脈粥狀硬化等疾病發生。

因此，為了促進健康，建議飲食中應減少富含飽和脂肪酸的動物油、肥肉及椰子油等的攝取。

圖表 25 關於飽和脂肪酸

特性	健康相關	代表食物
・結構穩定 ・不易被氧化 ・發煙點高 ・耐熱	・飽和脂肪酸與心臟血管的疾病有正相關，也會提升血液裡膽固醇的濃度 ・易累積多餘脂肪，比不飽和脂肪酸更容易發胖，易造成高血壓、高血脂和動脈粥狀硬化	・豬油、牛油、奶油 ・肉類的肥肉 ・椰子油、棕櫚油和可可脂等植物油質

2. 單元不飽和脂肪酸

單元不飽和脂肪酸即是脂肪酸分子中的碳鏈含有 1 個不飽和鍵（雙鍵）。在結構上比多元不飽和脂肪酸來得穩定，耐高溫程度介於飽和脂肪酸與多元不飽和脂肪酸之間。

多項研究顯示，富含單元不飽和脂肪酸的飲食，人體中好的膽固醇——高密度脂蛋白膽固醇（HDL-C）會增加、三酸甘油酯會相應減少。

同時，相較於低單元不飽和脂肪酸飲食，短期或長期使用高單元不飽和脂肪酸的飲食，其收縮壓和舒張壓值均較低，由此顯示，富含單元不飽和脂肪酸的飲食也可達到穩定血壓的好處。

在第二型糖尿病受試者中，單元不飽和脂肪酸長期

圖表 26 關於單元不飽和脂肪酸

特性	健康相關	代表食物
・結構比多元不飽和脂肪酸穩定 ・較不耐高溫	・可以幫助降低體內壞膽固醇（LDL-C），並保持好膽固醇（HDL-C）的水平。 ・可以降低罹患心臟病的風險。 ・可以幫助控制胰島素和血糖，也適合第二型糖尿病人食用	・橄欖油 ・苦茶油 ・油菜籽油 ・芥花油 ・酪梨油 ・堅果油

發揮降血糖作用並減少糖化血紅素。

食用油中，以橄欖油、苦茶油、芥花油及堅果中，含單元不飽和脂肪酸最為豐富。

3. 多元不飽和脂肪酸

因多元不飽和脂肪酸結構上含有 2 個以上的不飽和鍵（雙鍵），因此較不穩定，不耐熱、容易被氧化，加熱時發煙點較低等特性。

多篇研究顯示，富含多元不飽和脂肪酸的飲食可藉由降低氧化壓力、減輕血管內皮發炎等機制來降低心血管疾病的罹患風險。在前文敘述的魚油（EPA 與 DHA）便屬於多元不飽和脂肪酸中的 Omega-3 脂肪酸。

圖表 27　關於多元不飽和脂肪酸

特性	健康相關	代表食物
・結構不穩定 ・容易被氧化 ・發煙點低 ・不耐熱	・多元不飽和脂肪酸含有 Omega-3 和 Omega-6，為必需脂肪酸 ・Omega-3 調節血脂肪組成比例、降低 LDL-C、強化腦及神經細胞的物質、減少發炎 ・Omega-6 食用過量，會降低體內 HDL-C 的含量	・Omega-3： 鮭魚、鮪魚、鯖魚、秋刀魚、鰻魚、核桃、亞麻仁油 ・Omega-6： 紅花油、玉米油、大豆油

　　由上述的脂肪酸分類與特性可知，飲食中若能挑選飽和脂肪酸低、且富含單元不飽和脂肪酸或多元不飽和脂肪酸的油品，會是比較健康的選擇。那麼，哪些油品是最建議的呢？

　　由 271 頁圖表 28 的油品比較，我們可以知道亞麻仁油、紅花籽油及葵花籽油中多元不飽和脂肪酸含量最多，同時含有人體必需脂肪酸亞麻油酸與次亞麻油酸，似乎是最好的選擇。

　　但是，亞麻油酸屬於 Omega-6 脂肪酸，過量攝取會降低體內好的膽固醇「HDL-C」的含量，那麼同時富含多元不飽和脂肪酸且亞麻油酸含量不高的亞麻仁油便是最好的選擇嗎？

答案是：不一定。因為富含多元不飽和脂肪酸的油脂，其結構穩定性不佳、不耐熱，使用上要注意不可用在高溫長時間烹煮方式上。

相對的，富含單元不飽和脂肪酸的苦茶油與橄欖油其穩定性會比前述油品更加穩定，也較不易氧化，但是相對的，油品中必需脂肪酸含量便遠遠不足。

那麼下頁圖表 28 中，飽和脂肪酸含量較高的米油就是最不建議的油品嗎？答案是：不一定，原因是其中的 P：M：S（多元不飽和脂肪酸：單元不飽和脂肪酸：飽和脂肪酸）最接近美國心臟協會建議的 1：1.5：0.8 最佳比例。

綜合上述，每種油品其實各有其優缺點，選擇哪種油品要視消費者平日的烹調方式，不要 1 罐油打通關、煎煮炒炸都用同一種油品，建議家中應該準備 2-3 種不同油品交叉使用，才是比較好的選擇。

圖表 28 市售常見油品脂肪酸組成
（每 100 公克的油品中所含脂肪酸量〔毫克〕）

品項	米油（秈米）	亞麻仁油	紅花籽油	苦茶油	葵花籽油	橄欖油
飽和脂肪酸總量	1,206	522	530	553	580	815
單元不飽和脂肪酸總量	2,096	882	788	3,971	1326	3,715
棕櫚烯酸（16:1）	9	1	2	5	3	55
油酸（18:1）	2,057	872	779	3,938	1,309	3,647
鱈烯酸（20:1）	29	8	7	27	13	14
芥子酸（22:1）	0	1	0	1	0	0
多元不飽和脂肪酸總量	1,698	3,587	3,681	472	3,095	470
亞麻油酸（18:2）	1,640	706	3,655	442	3,070	437
次亞麻油酸（18:3）	57	2,879	26	31	25	33
花生油酸（20:4）	0	2	0	0	0	0
P/M/S	1.41/ 1.74/ 1.00	6.87/ 1.69/ 1.00	6.94/ 1.49/ 1.00	1.00/ 8.41/ 1.17	5.33/ 2.28/ 1.00	1.00/ 7.90/ 1.73

關於 PART 3 參考資料，請見
https://qrcode.cwgv.com.tw/bgh2152

附錄
抗癌食力
適合治療中癌症病人的營養食譜

1 高熱量、高蛋白餐點

1） 飯、麵和粥類
2） 主菜
3） 點心

治療過程中，當抽血報告上白蛋白或白血球過低時，醫師總會說：「營養不夠喔！」「需要增加蛋白質攝取。」蛋白質該如何補充呢？就從優質蛋白質下手。

優質蛋白質的食物來源是指豆魚蛋肉類等，也是我們常常當做主菜的食材。該如何讓優質蛋白質好吃，同時兼顧開胃呢？以下提供幾種訣竅：

完整「高熱量、高蛋白餐點」食譜請見：
https://qrcode.cwgv.com.tw/bgh2153

1. 多利用具有特殊香味的香辛料入菜，例如蔥、薑、蒜、洋蔥、迷迭香、義大利香料和巴西里等，可增添風味，彌補味覺改變導致食欲不振的問題。
2. 多利用勾芡的做法，讓料理的湯汁完整包覆食材，可增添食材的滑嫩度，更易咀嚼和吞嚥。
3. 烹調器具盡量選擇玻璃和瓷器等材質，避免鐵製品，以減少病人攝取時出現鐵鏽味。

我們也要再度提醒，充足的熱量是高蛋白質飲食的關鍵，唯有熱量攝取足夠了，優質蛋白質才可進行生合成作用。正在接受治療的病人，可能會出現疼痛、食欲不振、厭食等症狀，而平時最常食用的主食「飯」常常是病人攝取最少的食物，最後導致整體熱量攝取不足。此時除了煮稀飯、鹹粥等好入口的餐點，其實還有其他做法能讓飯變得更好吃。

奶油蒜蝦燉飯

🍽 3 人份

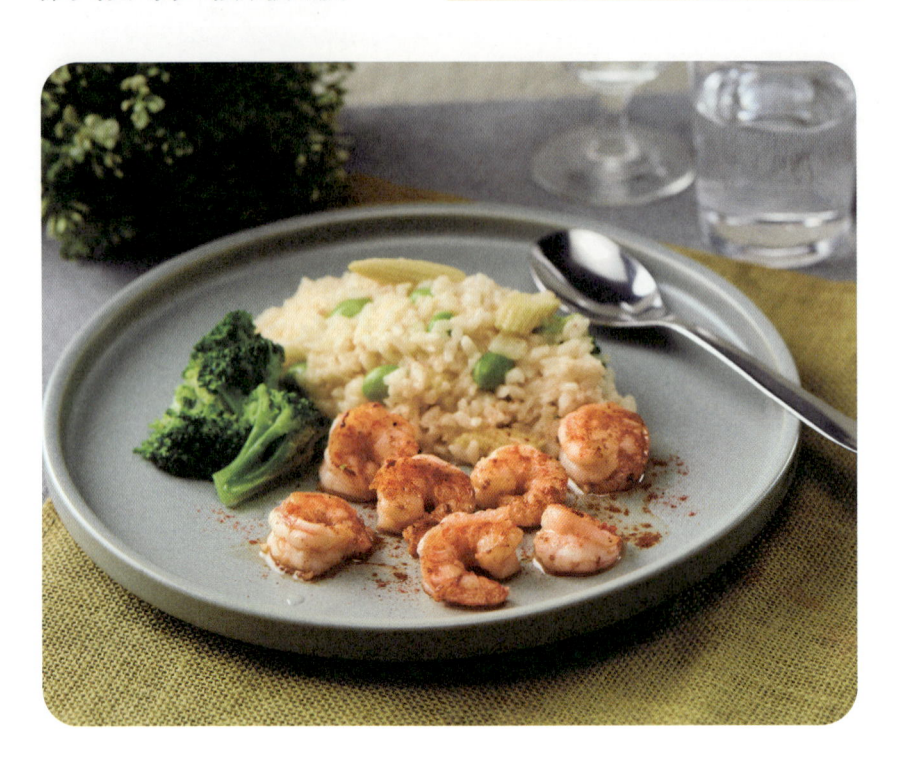

材料

① 白米　　　　　　　　　180 公克
② 洋蔥　　　　　　　　　120 公克
③ 玉米筍　　　　　　　　100 公克
④ 青花菜　　　　　　　　 60 公克
⑤ 白蝦 15 隻　（或蝦仁 250 公克）
⑥ 毛豆　　　　　　　　　 50 公克
⑦ 無鹽奶油　　　　　　　 30 公克
⑧ 鮮奶　　　　　　　　　350 毫升
⑨ 水　　　　　　　　　　200 毫升
⑩ 油　　　　　　　　　　 1 大匙
⑪ 起司粉　　　　　　　　 15 公克

調味料

① 鹽　　　　　　　　　　 1 小匙
② 胡椒粉　　　　　　　　 1 小匙

作法

1. 白米洗淨、泡冷水約 30 分鐘。
2. 材料洗淨,洋蔥切小丁、玉米筍切小段、青花菜切小朵,沸水加鹽將青花菜燙熟。
3. 剝蝦頭與蝦殼,以紙巾吸乾水分備用(選用蝦仁則省略此步驟及步驟 4),蝦仁開背、去腸泥。
4. 起油鍋,放入蝦頭與蝦殼炒至冒小泡,輕壓蝦頭讓蝦膏釋放出來,放入蝦仁以中小火煎至表面變紅色,取出蝦仁備用,另倒水熬煮 10 分鐘,過濾製成蝦高湯。
5. 原鍋以奶油炒香洋蔥,毛豆和玉米筍下鍋拌炒,以鹽和胡椒粉略調味。
6. 加入白米小火拌炒約 5 分鐘,待米粒呈半透明後,邊攪拌邊分次倒入蝦高湯與鮮奶,米心快熟透時便停止添加。
7. 放入蝦仁和青花菜,蓋上鍋蓋燜煮 2-5 分鐘。
8. 起鍋,撒上起司粉,即完成。

營養師小叮嚀

1) 將蝦膏熬出做為高湯是此道料理美味的祕訣所在。
2) 毛豆是很好的蛋白質來源,又可增添料理色澤,製作餐點時可多加利用。

營養標示　1人份	占 DRI/DV (%)
熱量 542 大卡	
蛋白質 26 公克	37 %
脂肪 22 公克	34 %
碳水化合物 60 公克	50 %

維生素 A 18%、維生素 C 23%、鈣 30%、鐵 54%、維生素 B_2 45%、維生素 B_6 9%、維生素 B_{12} 44%、葉酸 15%、膽鹼 25%
DRI:國人膳食營養素參考攝取量/ DV:每日建議參考攝取量

風味香料奶油雞飯

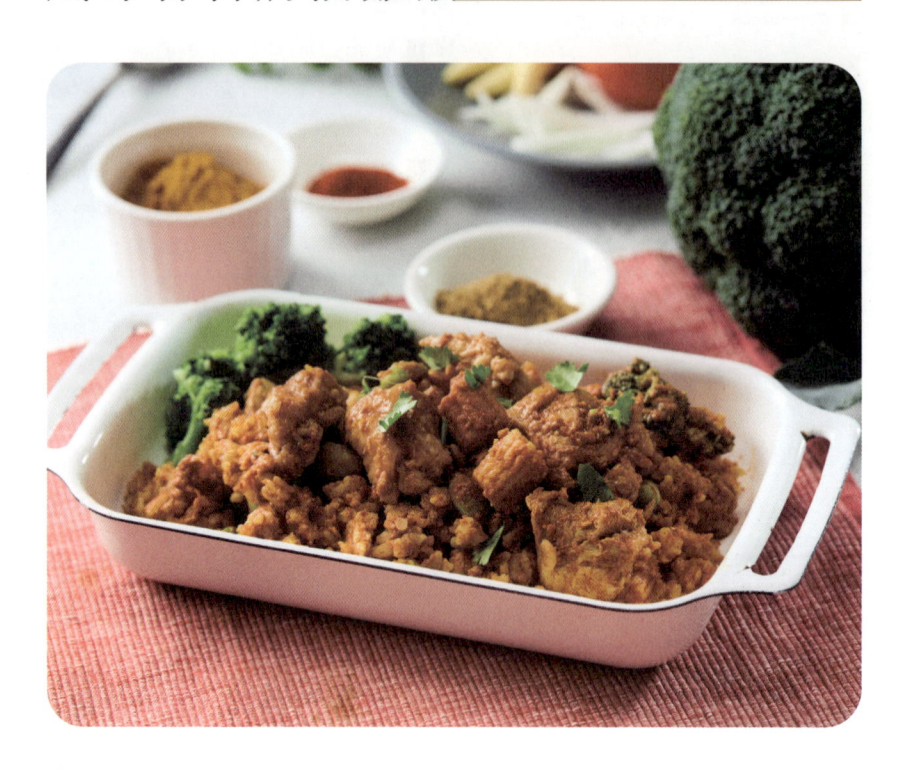

3人份

材料

①	去骨雞腿肉	250 公克
②	蒜頭	10 瓣
③	玉米筍	80 公克
④	青花菜	120 公克
⑤	洋蔥	100 公克
⑥	培根	30 公克
⑦	牛番茄	200 公克
⑧	薑	3 片
⑨	無鹽奶油	30 公克
⑩	鮮奶	350 毫升
⑪	毛豆	75 公克
⑫	白飯	360 公克
⑬	起司粉	15 公克

調味料

A

①	原味優格	100 公克
②	薑泥	1 大匙
③	蒜泥	1 大匙
④	孜然粉	1 小匙
⑤	瑪撒拉（印度綜合香料）	2 小匙
⑥	紅椒粉	2 小匙
⑦	咖哩粉	2 小匙

B

①	孜然粉	2 小匙
②	瑪撒拉（印度綜合香料）	2 小匙
③	紅椒粉	2 小匙
④	鹽	1 小匙

作法

1. 雞肉加入調味料 A 抓醃（冷藏 1 小時或隔夜會更入味）。
2. 材料洗淨，蒜頭切末、玉米筍切小段、青花菜切小朵、洋蔥及培根切丁。
3. 牛番茄表面畫十字，汆燙 1 分鐘後去除外皮，以果汁機打細碎；沸水加鹽將青花菜燙熟。
4. 雞皮朝下以小火慢煎，逼出雞油後，翻面煎至兩面金黃，起鍋切小塊。
5. 原鍋以奶油炒香洋蔥和培根，加入蒜頭、薑和調味料 B，翻炒 30 秒。
6. 倒入番茄糊，小火燉煮 10-15 分鐘，至醬汁變濃稠、顏色變深（期間要不時攪拌以免鍋底沾黏），連同鮮奶以果汁機打成細泥狀。
7. 回鍋添加玉米筍和毛豆，小火煮滾，放入雞肉，燉煮 10 分鐘，起鍋前放入青花菜。
8. 搭配米飯再撒起司粉，即完成。

營養師小叮嚀

1) 這道料理充滿多種香料，並且加入新鮮番茄燉煮，不但色彩鮮明、香味濃郁，還自帶番茄清新酸甜味，非常適合抗癌治療過程中食欲不佳的病人。
2) 香料奶油雞的醬料也可搭配其他主食，例如麵食、烤餅等。

營養標示　1人份	占 DRI/DV (%)
熱量 604 大卡	
蛋白質 35 公克	50 %
脂肪 20 公克	31 %
碳水化合物 71 公克	59 %

維生素 A 35 %、維生素 C 60 %、鈣 22 %、鐵 35 %、維生素 B_2 62 %、維生素 B_6 20 %、維生素 B_{12} 41 %、葉酸 20 %、膽鹼 34 %
DRI：國人膳食營養素參考攝取量／DV：每日建議參考攝取量

焦香培根飯捲

1人份

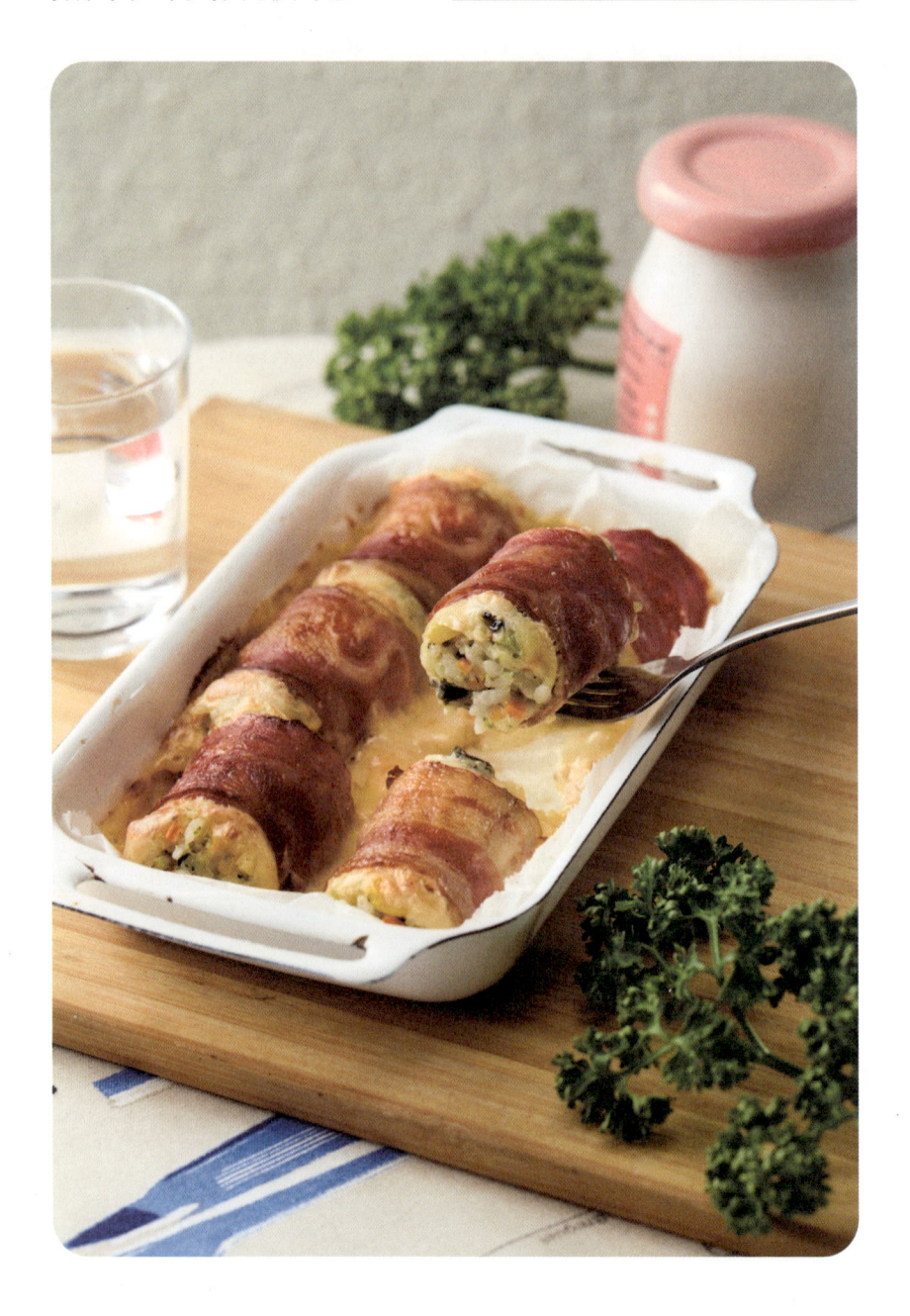

材料

①	胡蘿蔔	20 公克
②	花椰菜	30 公克
③	玉米粒	20 公克
④	海苔酥	1/2 碗
⑤	美乃滋	1 大匙
⑥	白飯	100 公克
⑦	培根	45 公克（約 6 片）
⑧	起司	3 片
⑨	雞蛋	1 顆

作法

1. 蔬菜洗淨、切細碎，起司片要對切。
2. 蔬菜、海苔酥、美乃滋和白飯拌勻後，捏成小飯糰（約 6 顆）。
3. 平鋪培根，依序在一端放上起司片、飯糰，捲起、整形，放到鋪有烘焙紙的烤盤上，表面刷蛋液，以 200 ℃烤 15 分鐘，即完成。

營養師小叮嚀

添加美乃滋的目的除了增加甜味與香氣，還具有結著功能，可讓飯與其他食材好捏不鬆散。

營養標示　1人份	占 DRI/DV (%)
熱量 597 大卡	
蛋白質 22 公克	31 %
脂肪 33 公克	50 %
碳水化合物 53 公克	44 %

維生素 A 399 %、維生素 C 45 %、鈣 16 %、鐵 27 %、維生素 B₂ 40 %、維生素 B₆ 15 %、維生素 B₁₂ 66 %、葉酸 15 %、膽鹼 52 %
DRI：國人膳食營養素參考攝取量／DV：每日建議參考攝取量

玉子飯捲

2人份

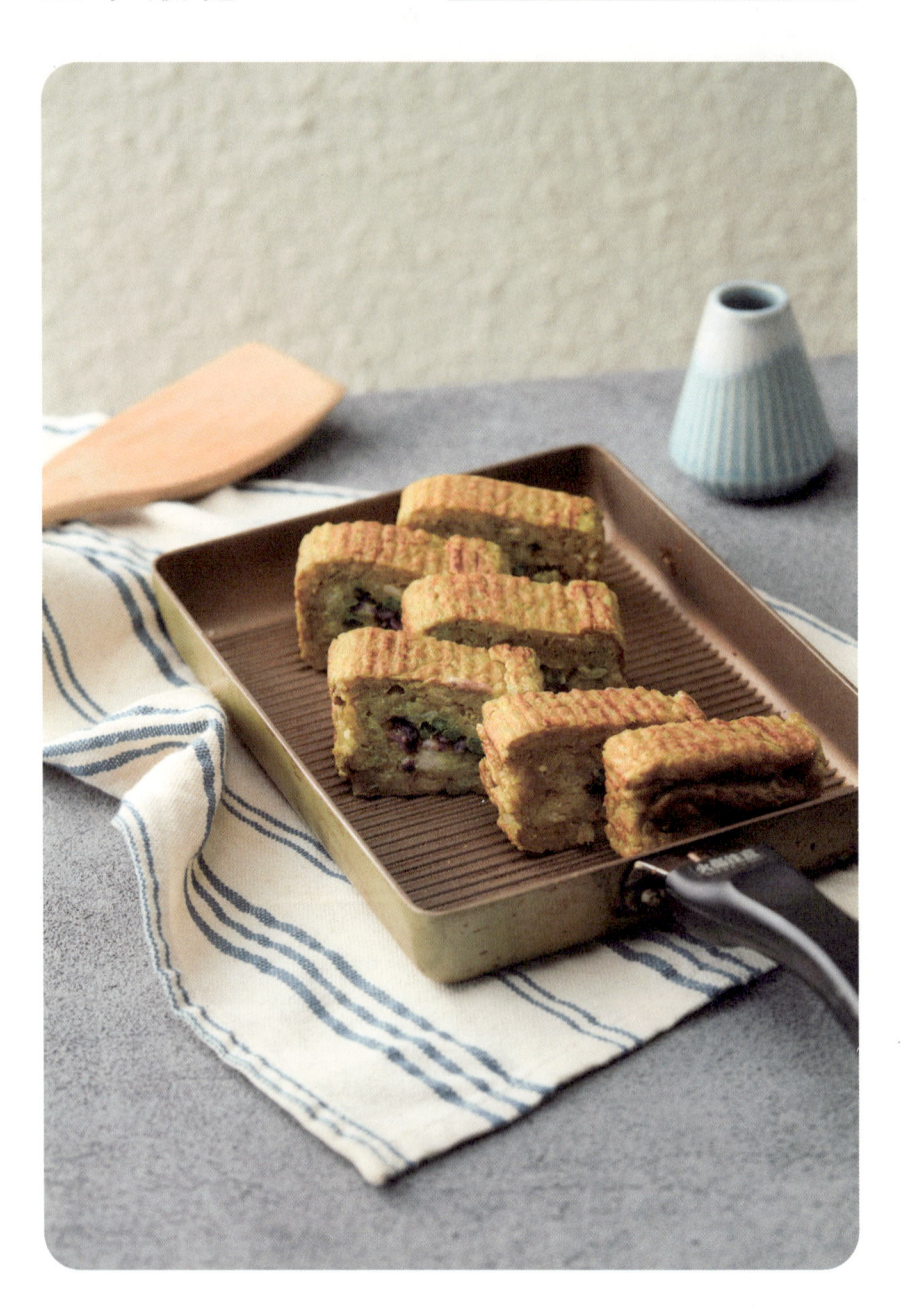

材料

①	雞蛋	2 顆
②	白飯	250 公克
③	起司	2 片
④	蘆筍	5 支
⑤	培根	15 公克（約 2 片）
⑥	柴魚高湯	50 毫升
⑦	油	1 大匙
⑧	鹽	1 小匙
⑨	味醂	1 大匙

作法

1. 雞蛋打散，加入白飯、柴魚高湯、鹽和味醂拌勻。
2. 準備玉子燒鍋，起油鍋，把飯鋪平後，依序放上起司、蘆筍和培根，煎 1 分鐘待飯略定型後，由靠近自己的一端往前捲，將食材包覆，續煎 3-5 分鐘，待食材熟透，即完成。

營養標示 1人份	占 DRI/DV (%)
熱量 437 大卡	
蛋白質 18 公克	26 %
脂肪 17 公克	26 %
碳水化合物 53 公克	44 %

維生素 A 38 %、維生素 C 7 %、鈣 7 %、鐵 25 %、維生素 B_2 30 %、維生素 B_6 11 %、維生素 B_{12} 50 %、葉酸 17 %、膽鹼 38 %
DRI：國人膳食營養素參考攝取量／DV：每日建議參考攝取量

鮪魚貝殼麵溫沙拉

3 人份

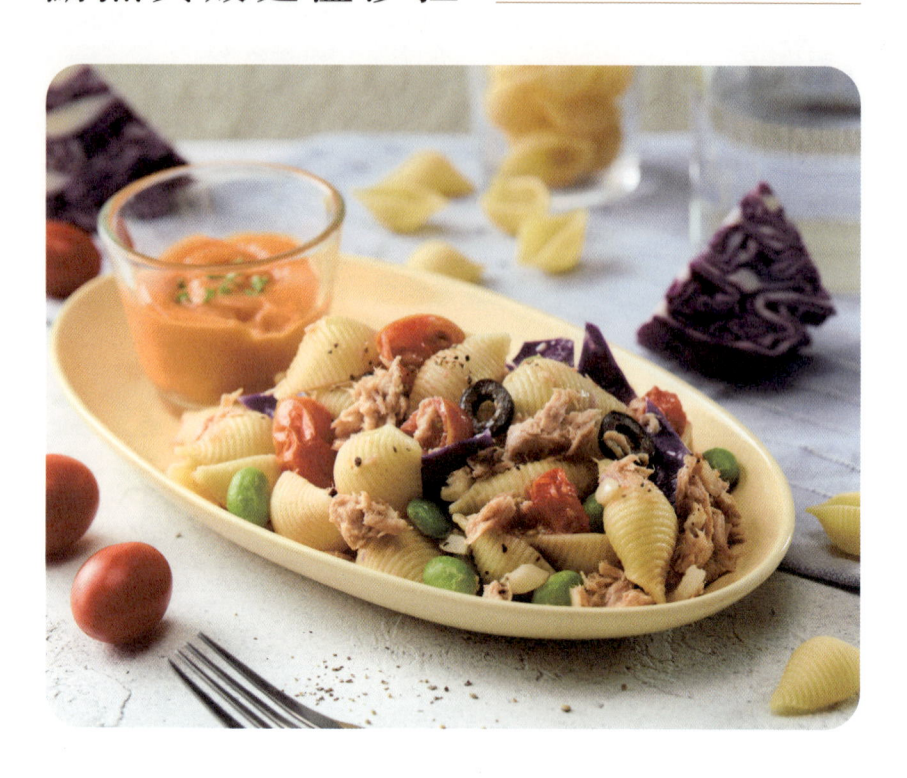

材料

1. 黑橄欖　　　　　　10 顆
2. 小番茄　　　　　　10 顆
3. 紫甘藍　　　　　20 公克
4. 洋蔥　　　　　　80 公克
5. 蒜頭　　　　　　　5 瓣
6. 油漬鮪魚罐頭　　150 公克
7. 義大利貝殼麵　　150 公克
8. 毛豆　　　　　　150 公克
9. 乾酪　　　　　　50 公克
10. 橄欖油　　　　　　1 大匙

調味料

1. 千島醬　　　　　70 公克
2. 鹽　　　　　　　1 小匙
3. 胡椒粉　　　　　1/2 小匙
4. 檸檬汁　　　　　2 小匙

作法

1. 食材洗淨,黑橄欖切片,小番茄對切,紫甘藍、洋蔥切小丁,蒜頭切成蒜末,鮪魚肉壓鬆散。
2. 義大利貝殼麵、毛豆放入加了少許鹽的沸水中,煮約 5-8 分鐘至變軟,撈出瀝乾水分(麵不用煮到完全熟透)。
3. 汆燙黑橄欖、番茄和紫甘藍。
4. 起油鍋,洋蔥和蒜末炒至金黃色,鮪魚下鍋略拌炒後,起鍋。
5. 鍋子不洗,將步驟 2、3 的材料下鍋拌炒數下,再加入步驟 4 的材料和調味料,拌炒均勻。
6. 起鍋後,乾酪剝成小塊加入料理中,即完成。

營養師小叮嚀

1) 貝殼麵有小凹槽,適合搭配濃郁醬汁,同時增加熱量攝取。
2) 口味酸甜,可刺激食欲、增加進食意願,非常適合食欲不佳的病人試試。
3) 也可以採涼拌方式呈現。將乾酪以外的材料水煮後,與調味料和乾酪拌勻即可食用。另外,降低食物的供應溫度,也可增加抗癌治療過程容易出現噁心、嘔吐感的病人的進食意願。

營養標示　1人份	占 DRI/DV (%)
熱量 663 大卡	
蛋白質 28 公克	40 %
脂肪 39 公克	60 %
碳水化合物 50 公克	42 %

維生素 A 399 %、維生素 C 51 %、鈣 45 %、鐵 159 %、維生素 B_2 87 %、維生素 B_6 30 %、維生素 B_{12} 2832 %、葉酸 35 %、膽鹼 49 %

DRI:國人膳食營養素參考攝取量／DV:每日建議參考攝取量

焦香羅勒鮭魚麵

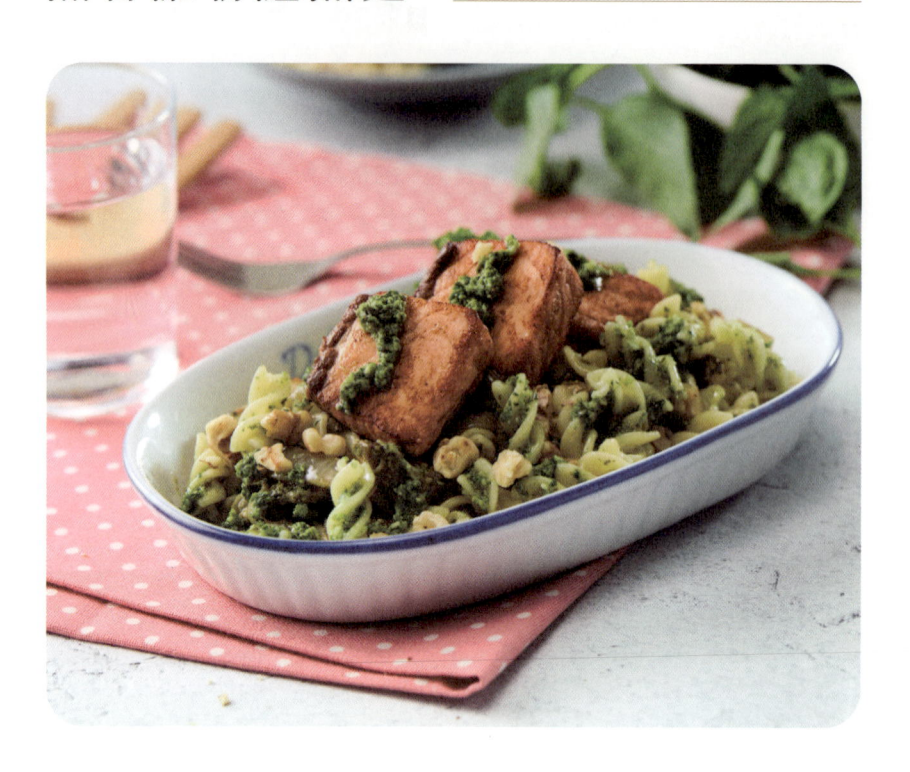

3 人份

材料

1. 甜羅勒　　　　　　20 公克
2. 松子　　　　　　　15 公克
3. 蒜頭　　　　　　　　7 瓣
4. 起司粉　　　　　　　3 大匙
5. 橄欖油　　　　　　25 公克
6. 鮭魚　　　　　　　200 公克
7. 洋蔥　　　　　　　100 公克
8. 蘑菇　　　　　　　 80 公克
9. 核桃　　　　　　　 10 顆
10. 義大利螺旋麵　　　160 公克
11. 無鹽奶油　　　　　 30 公克
12. 檸檬汁（萊姆汁）　　2 大匙

調味料

1. 鹽　　　　　　　　2 小匙
2. 胡椒粉　　　　　1 1/2 小匙

作法

1. 材料洗淨，甜羅勒、松子、蒜頭 5 瓣、起司粉 2 大匙及橄欖油放入果汁機打勻，即成青醬。
2. 吸乾鮭魚表面水分，切小塊（約 1.5-2 公分立方塊），撒上鹽 1 小匙及胡椒粉 1/2 小匙略醃。
3. 洋蔥切細絲、蒜頭 2 瓣及蘑菇切片、核桃壓碎。
4. 沸水加少許鹽煮義大利螺旋麵約 5-8 分鐘，撈出瀝乾。
5. 以奶油煸炒蒜頭，鮭魚下鍋煎熟，並放入核桃炒香，倒入檸檬汁熗鍋後起鍋，續炒洋蔥和蘑菇至軟，以剩下的鹽和胡椒調味。
6. 倒入青醬和螺旋麵拌炒均勻，再加入鮭魚和核桃，起鍋前撒上起司粉，即完成。

營養師小叮嚀

1) 預先製作好的青醬，可淋少許油蓋住表面，避免顏色因氧化變色，可製作多一點分裝冷凍保存。
2) 這是利用香草（甜羅勒）特殊香味的料理，搭配檸檬的酸甜，香氣濃郁，非常適合食慾不佳、容易有噁心感的病人食用。
3) 食材選用富含 Omega-3 脂肪酸的鮭魚、核桃及松子（富含 α-次亞麻油酸〔ALA〕，是 EPA 與 DHA 的前驅物），油脂比例高可提升熱量密度，且好的油脂來源具有抑制發炎的好處。

營養標示　1 人份	占 DRI/DV (%)
熱量 576 大卡	
蛋白質 26 公克	37 %
脂肪 32 公克	49 %
碳水化合物 46 公克	38 %

維生素 A 14 %、維生素 C 11 %、鈣 8 %、鐵 22 %、維生素 B_2 24 %、維生素 B_6 20 %、維生素 B_{12} 296 %、葉酸 11 %、膽鹼 23 %
DRI：國人膳食營養素參考攝取量／DV：每日建議參考攝取量

煙燻培根蛋黃麵

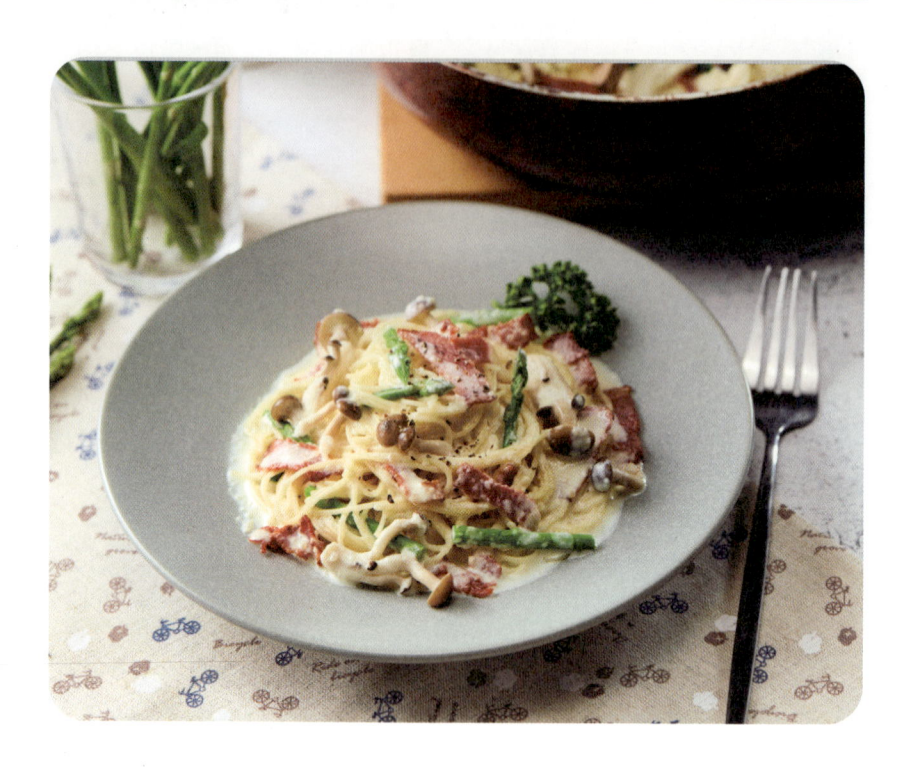

🍽 5 人份

⚖ 材料

1. 蘆筍　　　　　　10 支
2. 鴻喜菇　　　　　50 公克
3. 洋蔥　　　　　　150 公克
4. 蒜頭　　　　　　5 瓣
5. 培根　　　　　　120 公克
6. 義大利天使麵　　150 公克
7. 橄欖油　　　　　1 大匙
8. 鮮奶　　　　　　200 毫升

蛋黃醬

1. 雞蛋　　　　　　3 顆
2. 蛋黃　　　　　　2 顆
3. 起司粉　　　　　120 公克
4. 胡椒粉　　　　　1 小匙
5. 鹽　　　　　　　2 小匙

作法

1. 食材洗淨，蘆筍切段、鴻喜菇切小朵、洋蔥切小丁、蒜頭切末、培根切絲。
2. 沸水加少許鹽煮義大利天使麵約 3-5 分鐘至變軟，撈出瀝乾。
3. 以橄欖油炒香蘆筍、鴻喜菇和培根，起鍋後以橄欖油續炒洋蔥丁和蒜頭至金黃色，倒入鮮奶，拌煮至略收汁。
4. 蛋黃醬食材放入大碗拌勻，將鮮奶湯汁分次倒入蛋黃醬中拌勻。
5. 將所有材料混合，以小火加熱並拌炒均勻，即完成。

營養師小叮嚀

1) 義大利天使麵比一般義大利麵細，水煮時間可縮短、質地也較細軟，更適合食欲不佳或咀嚼功能較弱的病人。
2) 麵條起鍋後不會再次加熱，可以直接煮熟（參考包裝上建議的時間），不需縮短烹煮時間。
3) 傳統蛋黃醬做法是預先混合所有材料，在麵體離火撈出時約 70 ℃的情況下，加入蛋黃醬快速攪拌。考量治療中的病人可能處於白血球低下、抵抗力較弱的狀態，建議食材皆要加熱煮熟。

營養標示　1人份	占 DRI/DV (%)
熱量 407 大卡	
蛋白質 20 公克	29 %
脂肪 23 公克	35 %
碳水化合物 30 公克	25 %

維生素 A 53 %、維生素 C 19 %、鈣 21 %、鐵 28 %、維生素 B_2 52 %、維生素 B_6 12 %、維生素 B_{12} 61 %、葉酸 22 %、膽鹼 47 %
DRI：國人膳食營養素參考攝取量／DV：每日建議參考攝取量

鹹蛋蝦仁粥

3人份

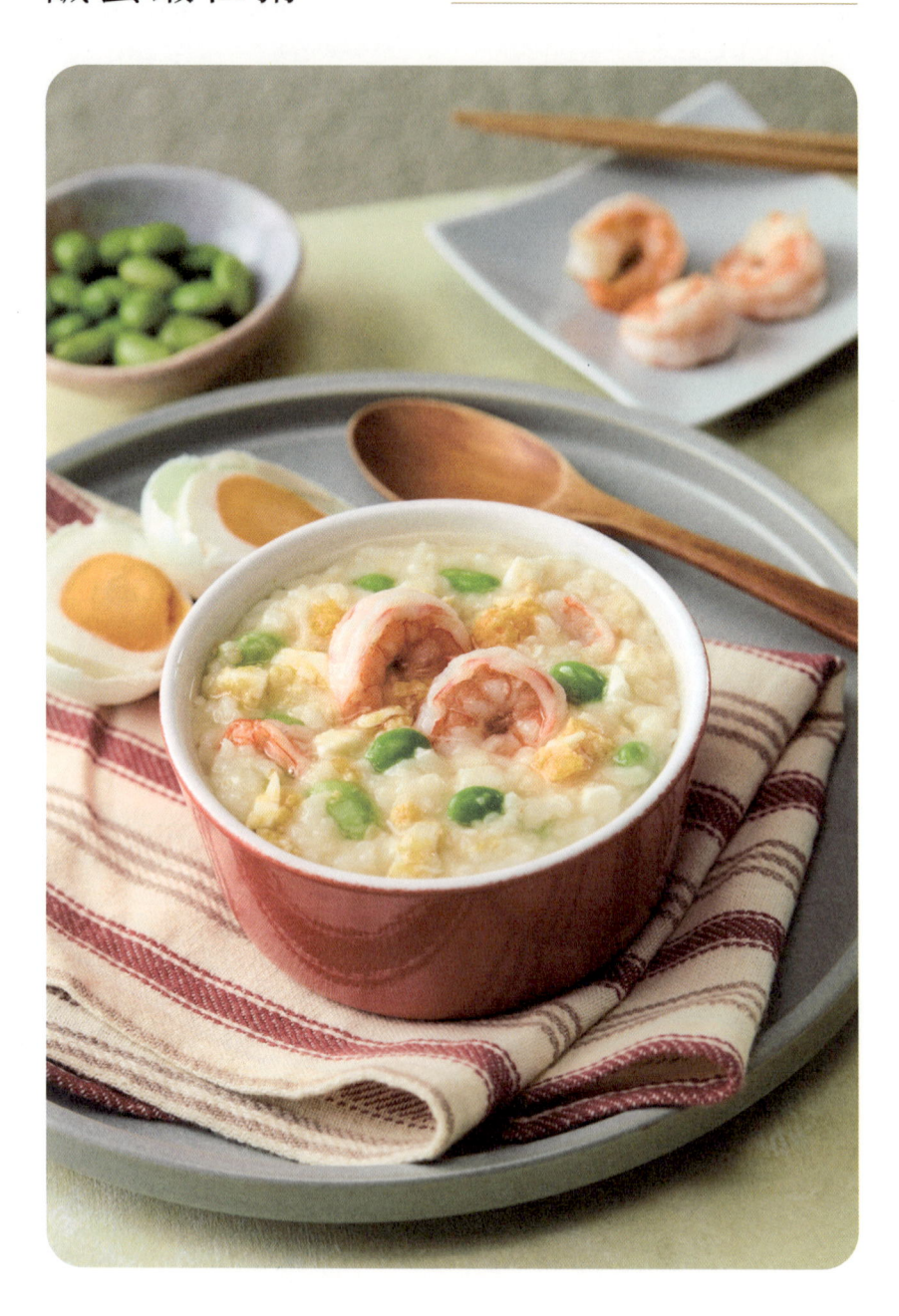

1 高熱量、高蛋白餐點　飯、麵和粥類

材料

① 白米	180 公克
② 白蝦 15 隻	（或蝦仁 250 公克）
③ 蒜頭	3 瓣
④ 鹹蛋	2 顆
⑤ 薑（選用蝦仁可省略）	5 片
⑥ 毛豆	60 公克
⑦ 油	1 大匙
⑧ 水	1.1 公升

調味料

A
① 太白粉	1 大匙
② 米酒	1 小匙

B
① 白胡椒	1/2 小匙
② 香油	1 小匙
③ 鹽	1 小匙

作法

1. 白米洗淨、泡冷水約 20 分鐘。
2. 剝蝦頭與蝦殼備用（選用蝦仁則省略此步驟及步驟 4），蝦仁開背、去腸泥，以調味料 A 抓醃，靜置 5 分鐘。
3. 材料洗淨，蒜頭切末、鹹蛋去殼壓碎。
4. 起油鍋，小火煸炒薑片，放入蝦頭與蝦殼炒至冒小泡，倒水煮滾後，過濾製成蝦高湯。
5. 起油鍋，炒香蒜頭，加入毛豆、白米拌炒約 8-10 分鐘、待米粒呈半透明後倒入蝦高湯（或水），大火煮滾後轉中火煮約 15-20 分鐘。
6. 米粒煮開再加入蝦仁、鹹蛋及調味料 B，續煮 1 分鐘後關火，再燜 5 分鐘，即完成。

營養師小叮嚀

煮粥要不時翻攪，以免食材黏鍋、燒焦。

一般煮粥的米水比例約 1：6 或 1：8，若病人每餐攝取量少，建議減少水量，將粥品煮得較為濃稠。米湯較少的狀態不但可減少粥品體積、增加熱量密度，減少湯汁量的同時，可避免輕微吞嚥困難的病人進食時發生嗆咳的問題。

營養標示　1 人份	占 DRI/DV (%)
熱量 412 大卡	
蛋白質 22 公克	31 %
脂肪 12 公克	18 %
碳水化合物 54 公克	45 %

維生素 A 15 %、維生素 C 7 %、鈣 12 %、鐵 51 %、維生素 B_2 26 %=\維生素 B_6 8 %、維生素 B_{12} 96 %、葉酸 8 %、膽鹼 43 %
DRI：國人膳食營養素參考攝取／DV：每日建議參考攝取量

鮮魚皮蛋粥

3人份

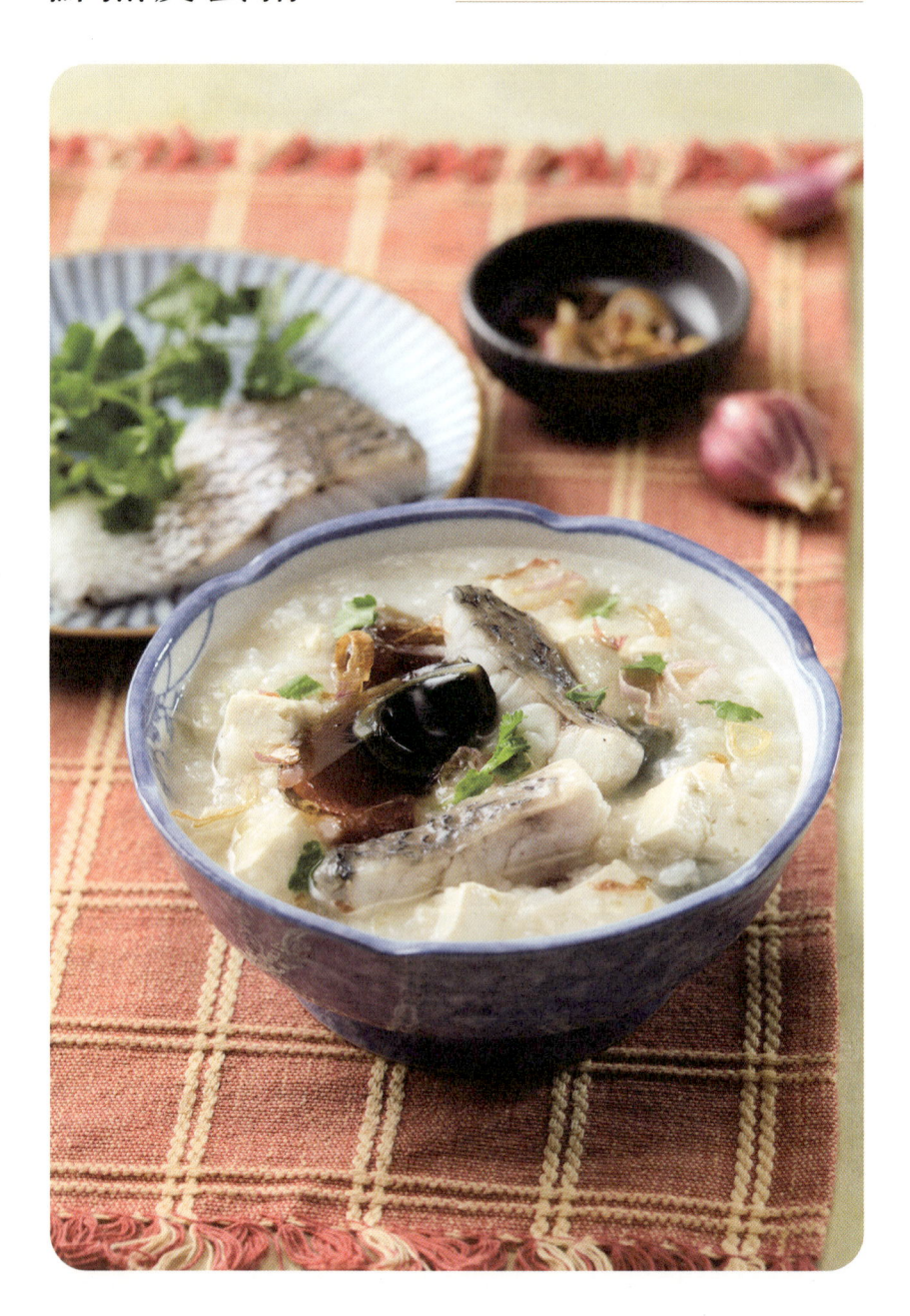

1 高熱量、高蛋白餐點　飯、麵和粥類

材料

① 白米	180 公克
② 鱸魚排	250 公克
③ 豆腐	1 盒
④ 皮蛋	2 顆
⑤ 蒜頭	3 瓣
⑥ 香菜	3 支
⑦ 油蔥酥	2 大匙
⑧ 油	1 大匙
⑨ 水	1.1 公升

調味料

A

① 薑	3 片
② 太白粉	1 大匙
③ 麻油	1 小匙
④ 米酒	1 小匙

B

① 白胡椒	1/2 小匙
② 香油	1 小匙
③ 鹽	1 小匙

作法

1. 白米洗淨、泡冷水約 20 分鐘。
2. 鱸魚排切小塊，以調味料 A 抓醃，靜置 5 分鐘。
3. 豆腐切小塊、皮蛋切丁，蒜頭和香菜切末。
4. 起油鍋，魚皮朝下小火煎鱸魚至上色後翻面，續煎 3 分鐘。
5. 起油鍋炒香蒜頭，加入白米拌炒約 8-10 分鐘，待米粒呈現半透明後倒水，大火煮滾後轉中火煮約 15 分鐘，加入油蔥酥續煮約 5 分鐘。
6. 米粒煮開再加入鱸魚、豆腐和皮蛋續煮 5 分鐘，起鍋前加入調味料 B 和香菜拌勻，即完成。

營養師小叮嚀

熬粥時，可將水的部分以高湯代替（例如昆布高湯），粥品的味道會更為鮮甜（昆布高湯做法：昆布泡水約 30 分鐘後大火煮滾，再轉小火熬煮 10-20 分鐘，去除昆布後即為高湯）。

營養標示　1 人份	占 DRI/DV (%)
熱量 520 大卡	
蛋白質 31 公克	44 %
脂肪 20 公克	31 %
碳水化合物 55 公克	46 %

維生素 A 18%、維生素 C 7%、鈣 4%、鐵 41%、維生素 B_2 23%、維生素 B_6 14%、維生素 B_{12} 36%、葉酸 18%、膽鹼 37%
DRI：國人膳食營養素參考攝取／ DV：每日建議參考攝取量

滑蛋雞肉粥

3人份

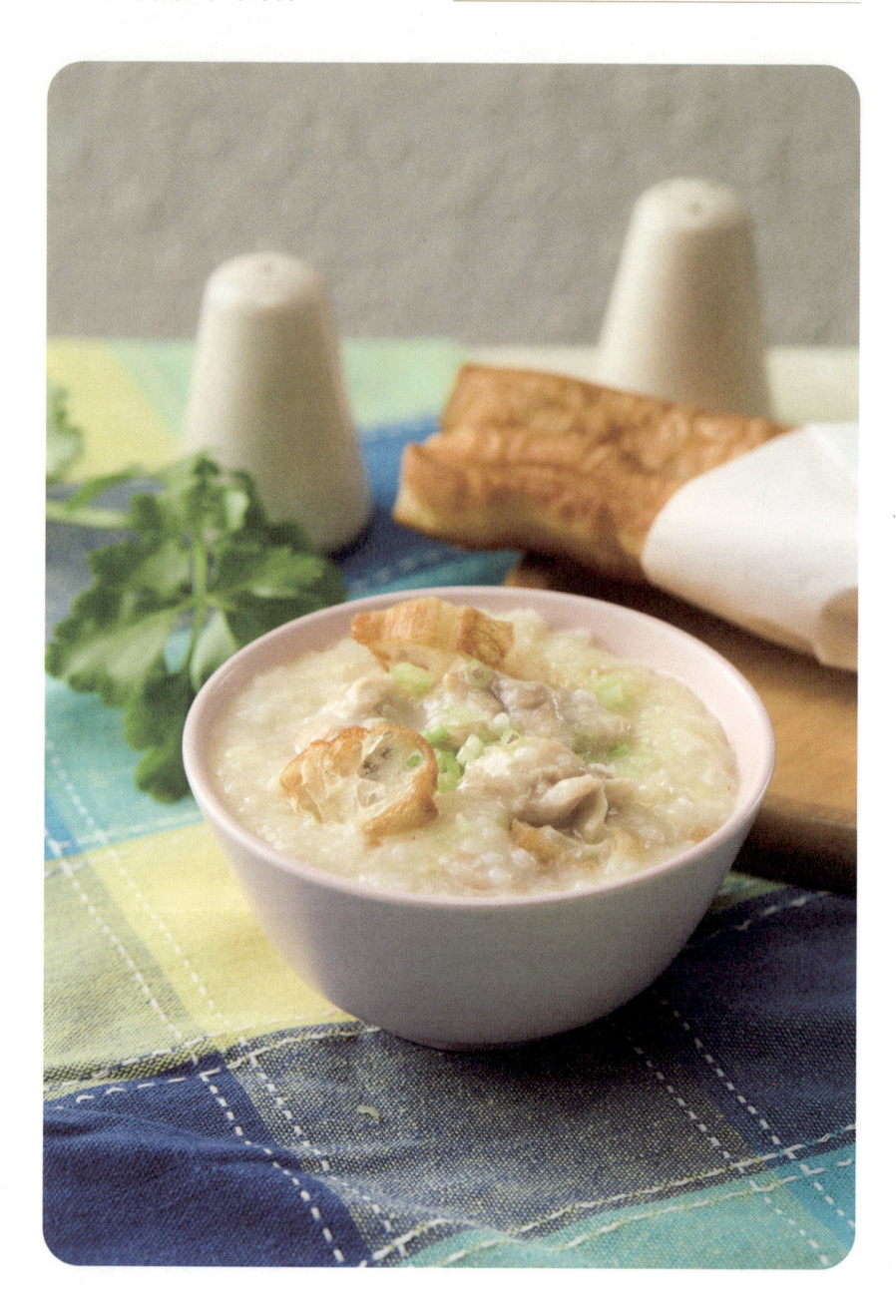

材料

①	白米	180 公克
②	去骨雞腿肉	150 公克
③	雞蛋	2 顆
④	油條	2 根
⑤	蒜頭	3 瓣
⑥	芹菜	2 支
⑦	油	1 大匙
⑧	水	1.1 公升

調味料

A

①	太白粉	1 大匙
②	香油	2 小匙
③	鹽	1 小匙

B

①	白胡椒	1/2 小匙
②	香油	1 小匙
③	鹽	1 小匙

作法

1. 白米洗淨、泡冷水約 20 分鐘。
2. 雞肉切小丁，以調味料 A 抓醃，靜置 10 分鐘。
3. 油條切段、蒜頭及芹菜切末。
4. 起油鍋炒香蒜頭，雞肉下鍋拌炒 2 分鐘，加入白米拌炒約 8-10 分鐘，待米粒呈半透明後倒水，大火煮滾後轉中火煮約 15-20 分鐘。
5. 米粒煮開後，淋上蛋液及調味料 B，續煮 1 分鐘後關火，再燜 5 分鐘，起鍋前添加芹菜和油條，即完成。

營養師小叮嚀

將主食由白飯改為質地較細軟的粥品，的確可讓腸道更容易消化、減少腸道負擔，但粥品也隱藏著體積變大、相對低熱量、低蛋白密度等問題，造成營養不良的風險，當主食改成粥品時，要注意可能有熱量與蛋白質攝取不足的問題。

營養標示　1人份	占 DRI/DV (%)
熱量 576 大卡	
蛋白質 22 公克	31 %
脂肪 28 公克	43 %
碳水化合物 59 公克	49 %

維生素 A 15％、維生素 C 1％、鈣 2％、鐵 16％、維生素 B_2 24％、維生素 B_6 15％、維生素 B_{12} 47％、葉酸 6％、膽鹼 32％
DRI：國人膳食營養素參考攝取／DV：每日建議參考攝取量

鮮味芋頭粥

3人份

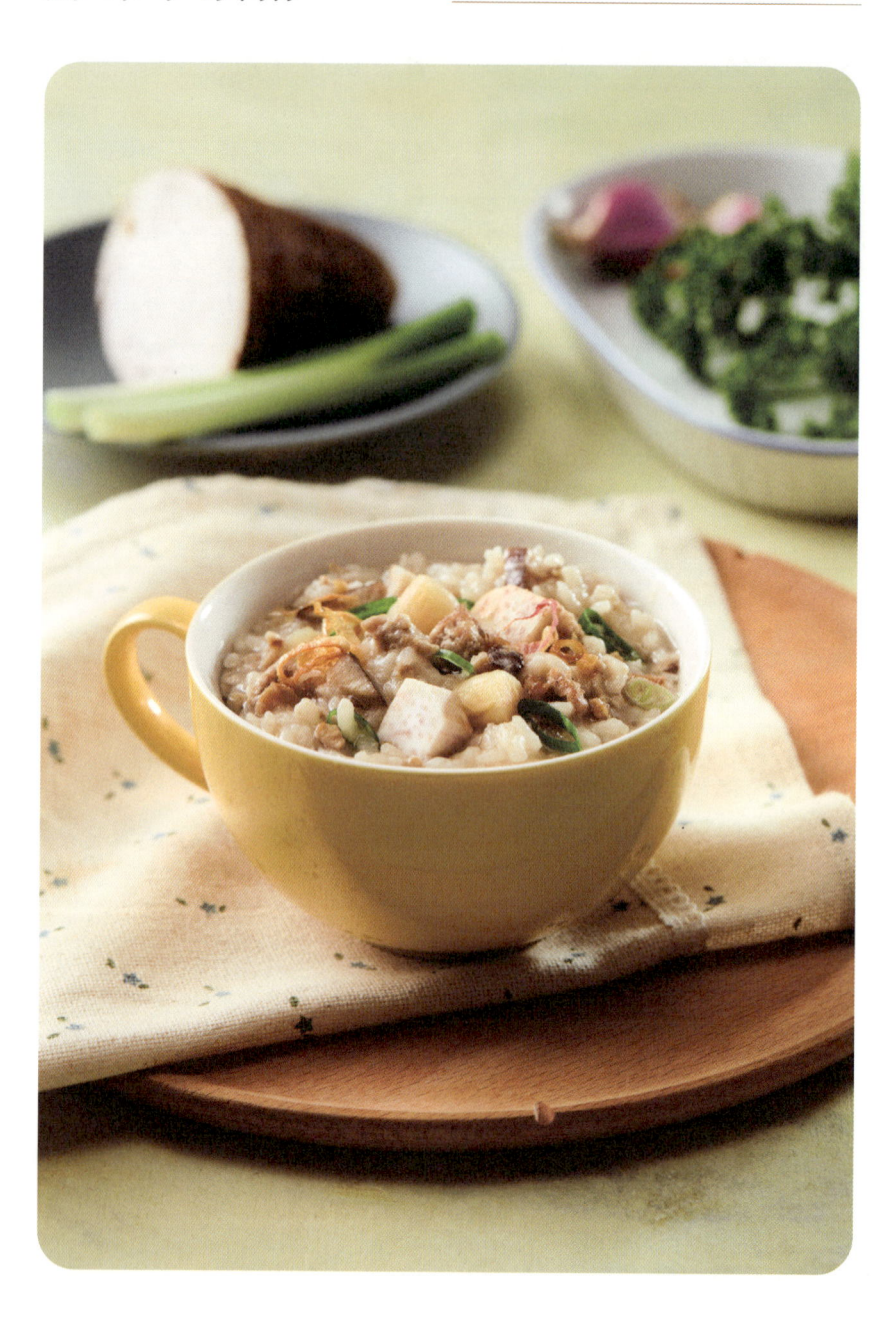

材料

① 白米	150 公克
② 芋頭	200 公克
③ 乾香菇	3 朵
④ 青蔥	3 支
⑤ 紅蔥頭	3 粒
⑥ 開陽	30 公克
⑦ 珠貝	15 顆
⑧ 豬絞肉	200 公克
⑨ 油	1 大匙
⑩ 水	1.1 公升

調味料

① 白胡椒	1/2 小匙
② 香油	2 小匙
③ 醬油	2 小匙
④ 鹽	1 小匙

作法

1. 白米洗淨、泡冷水約 20 分鐘。
2. 材料洗淨，芋頭去皮切小塊（約 1 個指節大小）、香菇泡軟切丁、青蔥切珠、紅蔥頭切片、開陽和珠貝瀝乾水分。
3. 起油鍋炒紅蔥頭至表面呈金黃色，起鍋。
4. 另起油鍋煸炒開陽、珠貝、香菇丁，放入豬絞肉以中小火炒散，芋頭下鍋拌炒至略呈金黃色，放入白米拌炒約 10 分鐘，米粒呈半透明後倒水、加調味料，大火煮滾後轉中火煮約 15-20 分鐘。
5. 米粒煮開再關火燜 5 分鐘，撒上紅蔥頭及蔥珠拌勻，即完成。

營養師小叮嚀

製備粥品時，可以先把配料以「油」煸炒過，接著再放入泡好的米粒（或米飯）烹煮，這樣粥品不但香氣十足，也可提升料理的熱量密度。

營養標示　1 人份	占 DRI/DV (%)
熱量 464 大卡	
蛋白質 28 公克	40 %
脂肪 12 公克	18 %
碳水化合物 61 公克	51 %

維生素 A 3 %、維生素 C 8 %、鈣 15 %、鐵 26 %、維生素 B_2 18 %、維生素 B_6 24 %、維生素 B_{12} 53 %、葉酸 5 %、膽鹼 15 %
DRI：國人膳食營養素參考攝取／DV：每日建議參考攝取量

蒜香奶油蝦

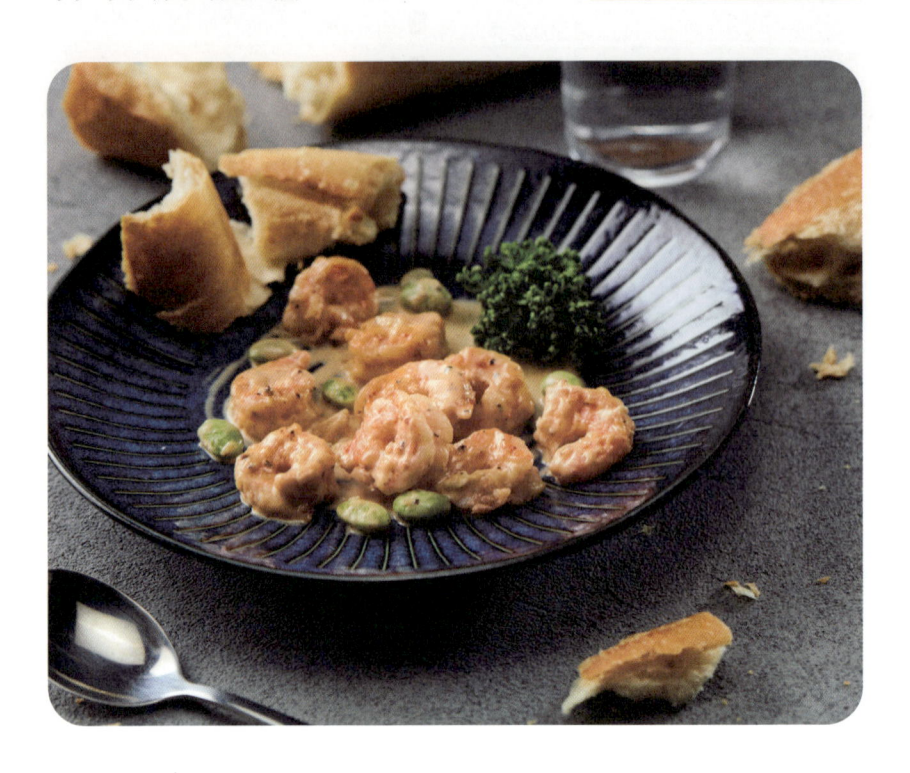

🍽 3人份

材料

1. 蒜頭　　　　　　　　　　　10 瓣
2. 白蝦 15 隻　（或蝦仁 250 公克）
3. 毛豆　　　　　　　　　　100 公克
4. 無鹽奶油　　　　　　　　 30 公克
5. 白酒　　　　　　　　　　 20 毫升
6. 鮮奶　　　　　　　　　　200 毫升
7. 油　　　　　　　　　　　　1 大匙

調味料

1. 鹽　　　　　　　　　　　　2 大匙
2. 黑胡椒粉　　　　　　　　　1 小匙

作法

1. 蒜頭切末。
2. 剝蝦頭與蝦殼,以紙巾吸乾水分備用(選用蝦仁則省略此步驟及步驟3)。蝦仁開背、去腸泥,以調味料醃10分鐘。
3. 起油鍋,放入蝦頭炒至冒小泡,輕壓蝦頭讓蝦膏釋放出來,取出蝦頭(選用蝦仁則省略此步驟),放入蝦仁以中小火煎至表面變紅色,取出蝦仁備用。
4. 原鍋以奶油炒香蒜頭,倒入白酒熗鍋後,再加入鮮奶和毛豆,煮滾後放入蝦仁拌炒,轉中大火收汁至濃稠,即完成。

營養師小叮嚀

盛盤後可撒義大利香料或巴西里碎,這是一道有濃郁鮮美湯汁的料理,建議搭配法國吐司或烤香的歐式麵包、吐司或法棍食用,同時增加熱量與蛋白質的攝取,熱量及蛋白質一次滿足。

營養標示 1人份	占 DRI/DV (%)
熱量 271 大卡	
蛋白質 22 公克	31 %
脂肪 15 公克	23 %
碳水化合物 12 公克	10 %

維生素 A 52 %、維生素 C 8 %、鈣 89 %、鐵 58 %、維生素 B_2 87 %、維生素 B_6 7 %、維生素 B_{12} 109 %、葉酸 13 %、膽鹼 53 %
DRI:國人膳食營養素參考攝取量/DV:每日建議參考攝取量

金沙干貝豆腐煲

3 人份

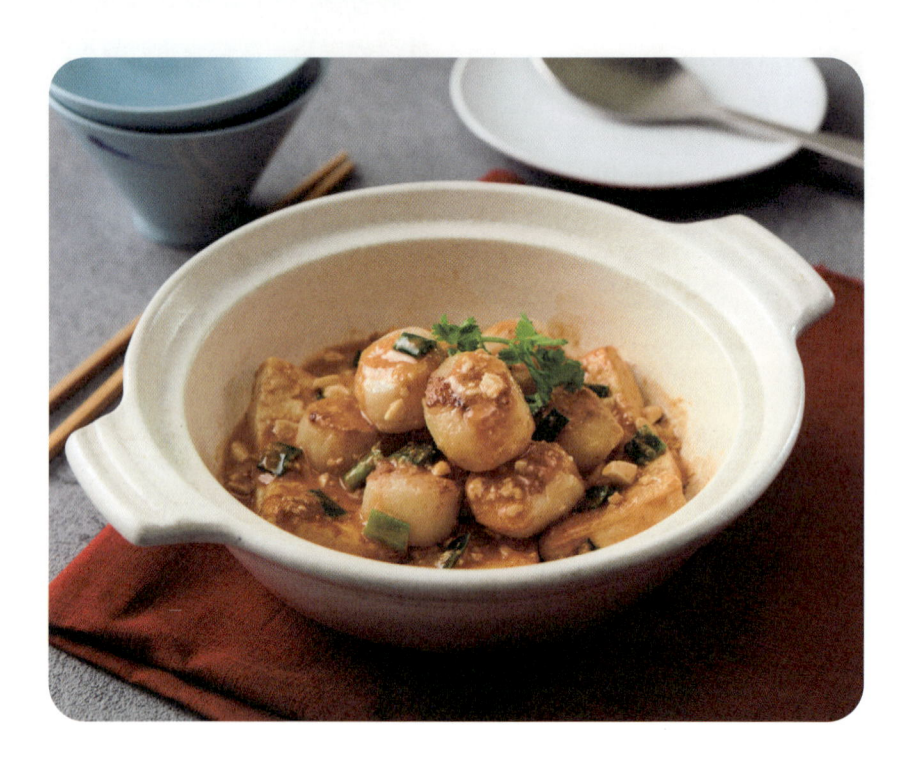

材料

1. 干貝　　　　　300 公克
2. 豆腐　　　　　1 盒
3. 白精靈菇　　　150 公克
4. 鹹蛋　　　　　3 顆
5. 蒜頭　　　　　5 瓣
6. 青蔥　　　　　1 支
7. 太白粉　　　　1 大匙
8. 油　　　　　　1 大匙
9. 水　　　　　　240 毫升

調味料

A
1. 白胡椒　　　　2 大匙
2. 薑　　　　　　5 片
3. 米酒　　　　　2 小匙

B
1. 白胡椒　　　　1 小匙

作法

1. 材料洗淨,干貝以調味料 A 抓醃、鹹蛋的蛋白及蛋黃分開壓碎、豆腐切片、蒜頭切末、青蔥切珠。
2. 起油鍋,豆腐煎上色,起鍋。
3. 原鍋炒香蒜頭,放入干貝兩面煎上色,起鍋。
4. 原鍋倒油拌炒鹹蛋黃至冒泡,加入白精靈菇、干貝拌炒均勻,充分裹上鹹蛋黃,加入豆腐、鹹蛋白,倒入水,大火煮滾後以小火煨煮 3-5 分鐘,加入調味料 B,起鍋前以太白粉水勾芡,撒上蔥珠,即完成。

營養師小叮嚀

1) 鹹蛋黃的綿密鹹香味總是有特殊魔力,可將食材鮮味提升,干貝也可換成蝦、雞肉和魚肉等,都非常美味。
2) 將豆腐煎上色可避免烹調時出水,導致料理不夠濃郁。

營養標示 1人份	占 DRI/DV (%)
熱量 300 大卡	
蛋白質 26 公克	37 %
脂肪 16 公克	25 %
碳水化合物 13 公克	11 %

維生素 A 16 %、維生素 C 2 %、鈣 12 %、鐵 50 %、維生素 B_2 84 %、維生素 B_6 12 %、維生素 B_{12} 294 %、葉酸 22 %、膽鹼 59 %
DRI:國人膳食營養素參考攝取／DV:每日建議參考攝取量

起司豬肉馬鈴薯烘蛋

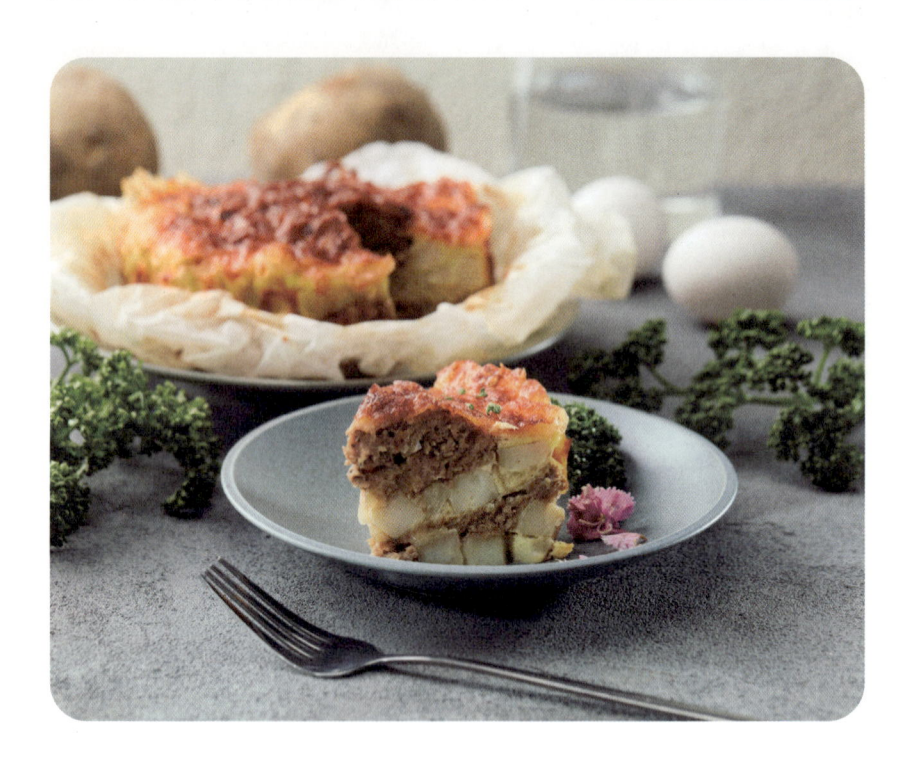

5 人份

材料

1. 馬鈴薯　　2 顆（約 300 公克）
2. 洋蔥　　　1/2 顆（約 150 公克）
3. 豬肉末　　200 公克
4. 雞蛋　　　3 顆
5. 起司絲　　80 公克
6. 太白粉　　1 大匙
7. 芝麻油　　2 大匙
8. 鹽　　　　1 小匙
9. 義大利香料　適量

醃料

1. 醬油　　　2 大匙
2. 蠔油　　　1 大匙
3. 米酒　　　1 大匙
4. 黑胡椒粉　1 小匙

作法

1. 馬鈴薯去皮、切小塊蒸熟，洋蔥切小丁。
2. 豬肉末和洋蔥同醃料拌勻，續加芝麻油和太白粉拌勻。
3. 雞蛋加鹽打勻，拌入馬鈴薯中。
4. 取深烤盤鋪上烘焙紙，依序平鋪一半的馬鈴薯和一半的豬肉末，撒一層起司絲。
5. 繼續依序平鋪剩下的馬鈴薯和豬肉末，剩餘的蛋液從周圍均勻倒入。
6. 以 180 ℃烤 40 分鐘，取出在表面撒起司絲，再烤 10 分鐘。
7. 出爐之後，撒上少許香料，即完成。

營養師小叮嚀

1) 加入洋蔥丁可使口感滑順、不乾柴，也能增加肉質甜味。
2) 因為有蛋液和馬鈴薯層層堆疊，烘烤出爐的料理，肉汁四溢，非常容易入口。

營養標示　1人份	占 DRI/DV (%)
熱量 258 大卡	
蛋白質 17 公克	24 %
脂肪 14 公克	22 %
碳水化合物 16 公克	13 %

維生素 A 18 %、維生素 C 17 %、鈣 10 %、鐵 17 %、維生素 B_2 27 %、維生素 B_6 18 %、維生素 B_{12} 41 %、葉酸 9 %、膽鹼 29 %
DRI：國人膳食營養素參考攝取量／DV：每日建議參考攝取量

年年排骨

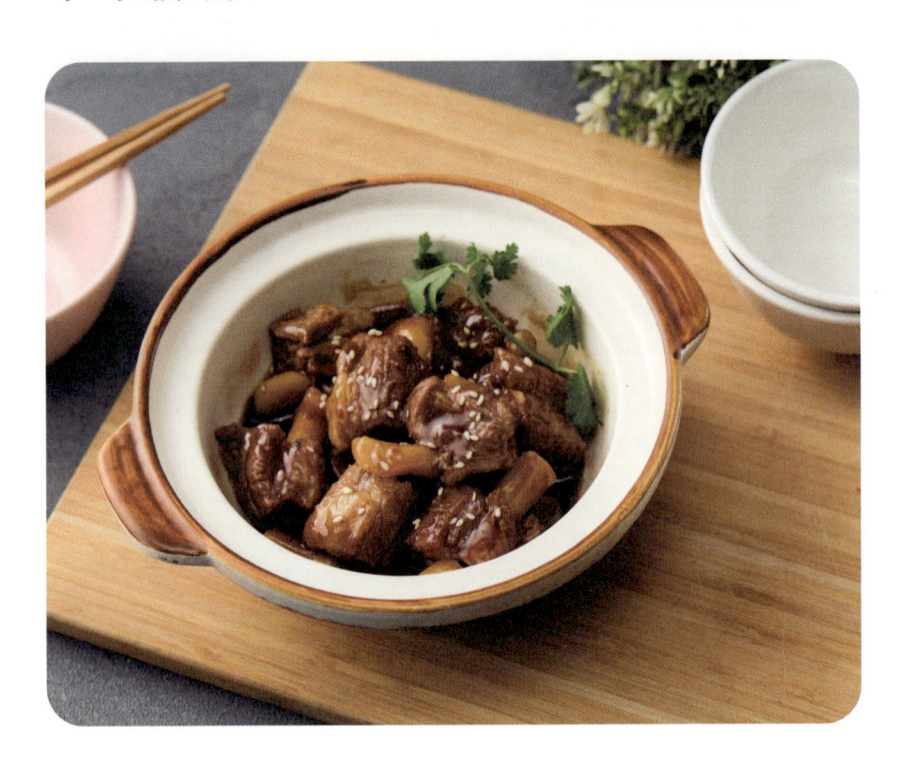

5人份

材料

1. 韓式年糕條　　約 18 根（視排骨有幾塊）
2. 青蔥　　1 支
3. 薑　　15 公克
4. 排骨　　500 公克
5. 米酒　　3 大匙
6. 冰糖　　30 公克
7. 油　　2 大匙
8. 白芝麻　　1 大匙

調味料

1. 醬油　　1 大匙
2. 醬油膏　　1 大匙
3. 蠔油　　1 大匙
4. 砂糖　　4 大匙
5. 番茄醬　　2 大匙
6. 五香粉　　1 大匙
7. 水　　240 毫升

作法

1. 年糕條泡水約 30 分鐘。
2. 材料洗淨，青蔥切段、薑切片。
3. 排骨、青蔥、薑和米酒加水以大火煮滾，撈除浮沫，加蓋以小火煮 20-30 分鐘。
4. 排骨去骨，將年糕條塞進空洞。
5. 起油鍋，以小火將冰糖炒至融化呈焦糖色，倒少許水炒勻，放入排骨年糕，翻炒數下上色後，倒入預拌好的調味料，加蓋燜煮 5-10 分鐘後，開蓋續煮收汁，起鍋前撒上白芝麻，即完成。

營養師小叮嚀

1) 年糕條可先泡水 30 分鐘以上，軟化後的年糕條可縮短烹煮時間。
2) 這道料理的排骨非常軟嫩，調味同時兼具鹹、甜、酸，是配飯的好搭檔。

營養標示 1人份	占 DRI/DV (%)
熱量 363 大卡	
蛋白質 12 公克	17 %
脂肪 19 公克	29 %
碳水化合物 36 公克	30 %

維生素 A 3%、維生素 C 4%、鈣 3%、鐵 11%、維生素 B_2 11%、維生素 B_6 21%、維生素 B_{12} 21%、葉酸 1%、膽鹼 11%
DRI：國人膳食營養素參考攝取量／DV：每日建議參考攝取量

馬鈴薯起司蝦球

3 人份

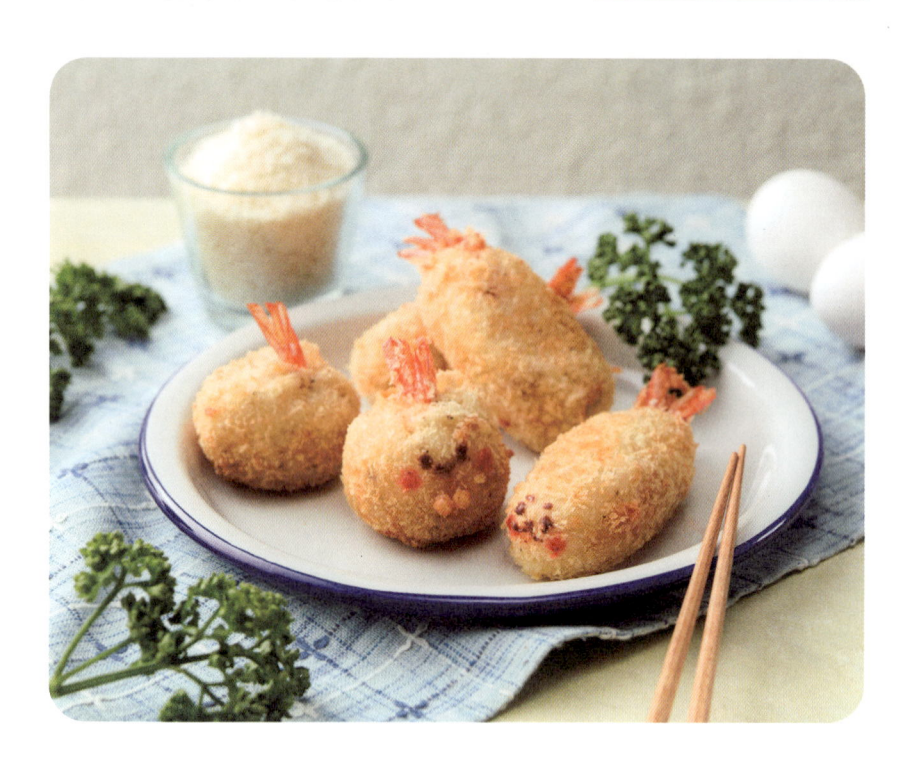

材料

1	馬鈴薯	2 顆（約 300 公克）
2	白蝦	6 隻
3	乳酪絲	40 公克
4	雞蛋	2 顆
5	麵包粉	40 公克
6	胡椒粉	1 小匙
7	鹽	2 小匙

調味料

1	米酒	2 小匙
2	黑胡椒粉	1 小匙
3	鹽	1 小匙

作法

1. 馬鈴薯去皮蒸熟,拌入鹽和胡椒粉調味,壓成泥狀。
2. 剝蝦頭與蝦殼,保留蝦尾,蝦仁開背、去腸泥,以調味料醃30分鐘。
3. 取馬鈴薯泥約50-60公克,壓成圓扁形,包入蝦仁1隻(蝦尾留在外面)和些許乳酪絲,搓揉呈球狀、塑形。
4. 表面依序裹上蛋液和麵包粉,重複2次,以180℃烤20分鐘。
5. 取出成品,用巧克力醬畫出眼睛、番茄醬畫出腮紅,即完成。

營養師小叮嚀

保留蝦尾在馬鈴薯球外面可以做各式造型,例如公雞、海豹或其他可愛動物。

營養標示 1人份	占 DRI/DV (%)
熱量 260 大卡	
蛋白質 20 公克	29 %
脂肪 7 公克	11 %
碳水化合物 30 公克	25 %

維生素 A 18 %、維生素 C 25 %、鈣 19 %、鐵 48 %、維生素 B_2 23 %、維生素 B_6 11 %、維生素 B_{12} 88 %、葉酸 8 %、膽鹼 46 %
DRI:國人膳食營養素參考攝取/DV:每日建議參考攝取量

玉米片聖誕圈圈

3人份

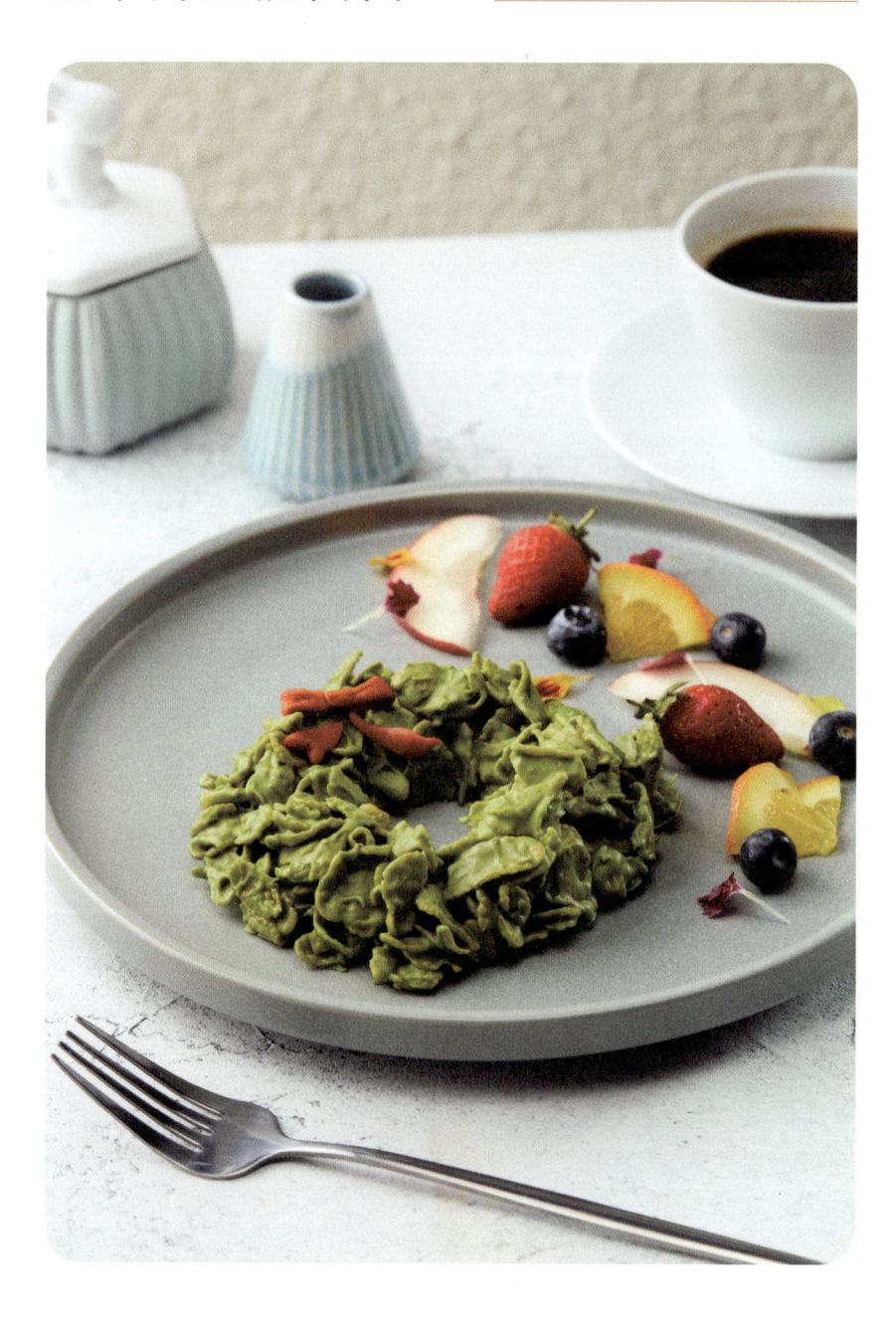

材料

①	白巧克力	200 公克
②	抹茶粉	4 大匙
③	蛋白粉	20 公克
④	玉米片	120 公克

作法

1. 白巧克力剝小塊隔水加熱，攪拌至完全融化。
2. 抹茶粉和蛋白粉過篩，與巧克力拌勻，倒入玉米片，使巧克力均勻包裹玉米片。
3. 於烘焙紙上塑形成聖誕花圈，放上糖粒或是水果片裝飾，即完成。

營養師小叮嚀

1) 也可添加其他顏色粉末（例如紫薯粉、薑黃粉等）與白巧克力混合，塑形成其他花樣。
2) 建議依照需求，搭配鮮奶、豆漿等高蛋白質食物一起食用。

營養標示　1人份	占 DRI/DV (%)
熱量 163 大卡	
蛋白質 5 公克	7 %
脂肪 3 公克	5 %
碳水化合物 29 公克	25 %

維生素 A 61 %、維生素 C 20 %、鈣 19 %、鐵 44 %、維生素 B_2 144 %、維生素 B_6 52 %、維生素 B_{12} 28 %、葉酸 1 %、膽鹼 2 %
DRI：國人膳食營養素參考攝取量／DV：每日建議參考攝取量

藍莓布丁烤吐司

3人份

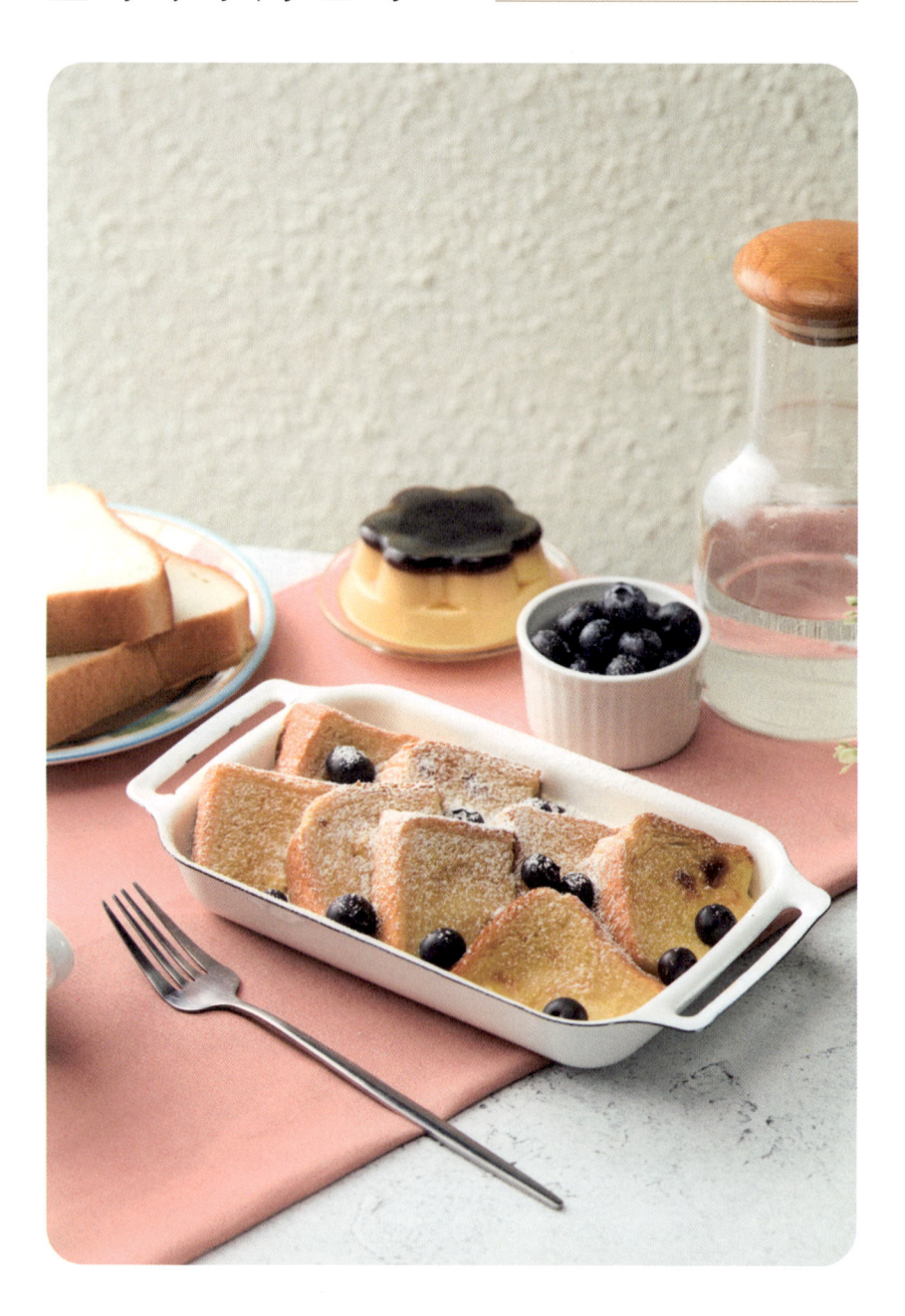

材料

① 厚片吐司　2 片（或一般吐司 4 片）
② 雞蛋　2 顆
③ 鮮奶　150 毫升
④ 布丁　1 顆
⑤ 藍莓　15 公克
⑥ 糖粉　適量

作法

1. 將吐司分切成 4 等分。
2. 雞蛋、鮮奶和布丁拌勻，將吐司放入。
3. 待吐司充分吸收蛋奶液之後，放入刷好奶油的容器中，再以 150 ℃烤 15 分鐘。
4. 出爐後，放上藍莓或喜歡的水果，撒上糖粉，即完成。

營養師小叮嚀

1) 若時間充足，吐司可浸泡 1-2 小時，甚至冷藏隔夜，讓吐司充分吸收蛋奶液，烤出來的吐司內心會更加柔軟。
2) 烤土司時間可自行調整，喜歡香脆外表可延長烘烤時間。

營養標示　1 人份	占 DRI/DV (%)
熱量 244 大卡	
蛋白質 9 公克	13 %
脂肪 8 公克	12 %
碳水化合物 34 公克	28 %

維生素 A 18 %、維生素 C 9 %、鈣 8 %、鐵 11 %、維生素 B_2 23 %、維生素 B_6 7 %、維生素 B_{12} 40 %、葉酸 8 %、膽鹼 25 %
DRI：國人膳食營養素參考攝取量／DV：每日建議參考攝取量

橙意滿滿圓餅

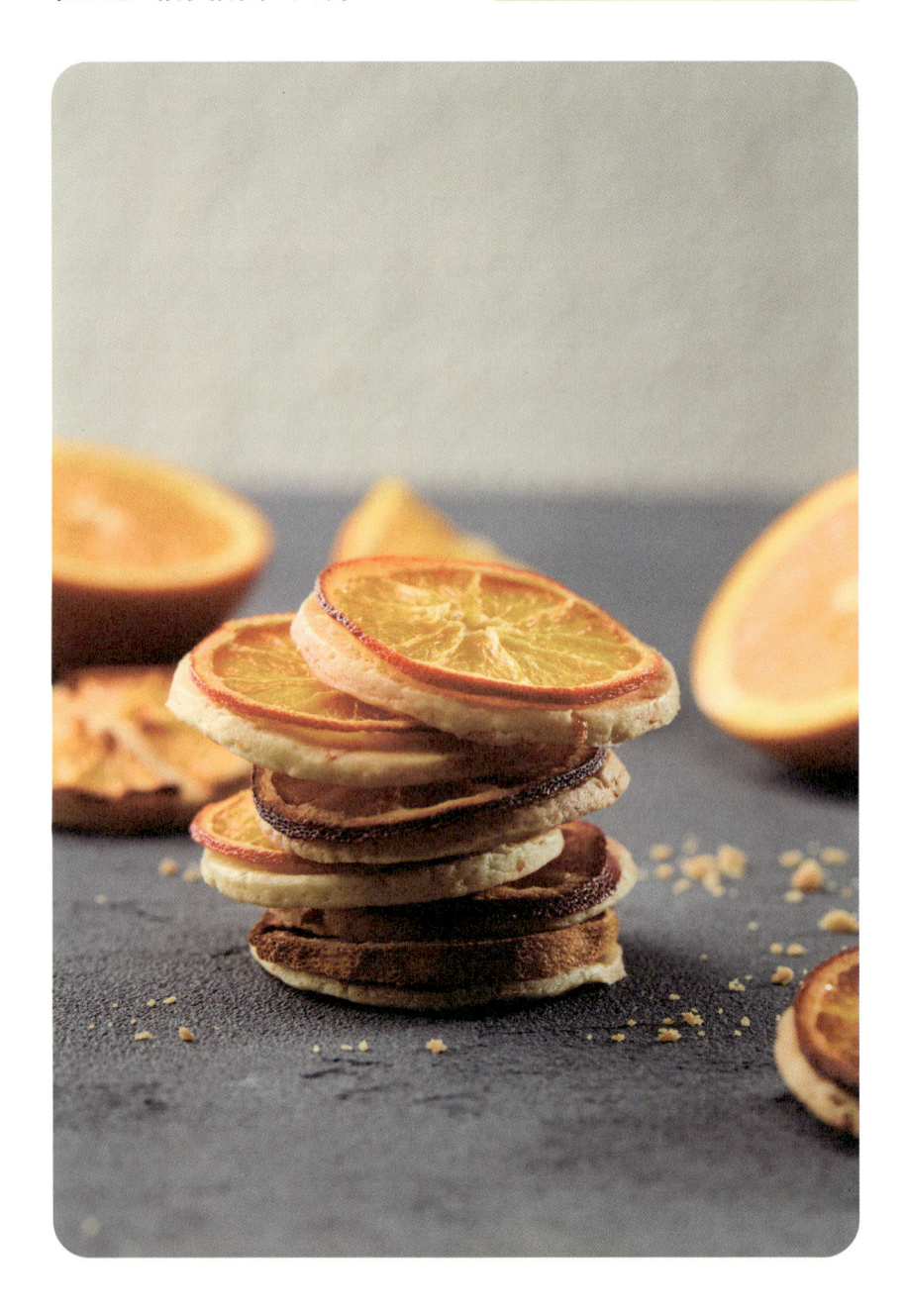

15 片

材料

① 柳丁（或香吉士）	1 顆
② 砂糖	30 公克
③ 無鹽奶油	80 公克
④ 柳丁汁	20 毫升
⑤ 低筋麵粉	150 公克
⑥ 鹽	1 小匙
⑦ 糖粉	適量

作法

1. 柳丁外皮洗淨（可先以鹽搓洗後再清洗乾淨），刮下皮屑（約 10 公克），與砂糖搓揉出香味。

2. 柳丁切薄片，再以紙巾吸去多餘水分。

3. 軟化奶油，與橙皮糖和鹽混合均勻，倒入柳丁汁拌勻，篩入低筋麵粉，以同方向切拌的方式混合成團。

4. 以烘焙紙裹覆，擀成薄片狀，冷凍 10 分鐘定型。

5. 用模型壓出比柳丁片略大的圓片，再覆上 1 片柳丁片，然後以 160 ℃烤 25 分鐘，出爐後，撒上糖粉裝飾，即完成。

營養師小叮嚀

1) 柳丁的香氣與酸味非常能刺激食欲，適合做為餐間點心補充。

2) 餅乾適合一次製作多片，以密封罐保存可放置 2-3 天，適合每次正餐攝取量少，需要少量多餐的病人做為點心補充使用，建議依照需求，搭配鮮奶、豆漿等高蛋白質食物食用。

3) 喜歡酥脆口感可在食用前以烤箱加熱。

營養標示　每1片	占 DRI/DV (%)
熱量 85 大卡	
蛋白質 1 公克	0.3 %
脂肪 4 公克	6 %
碳水化合物 11 公克	9 %

維生素 A 0％、維生素 C 20％、鈣 3％、鐵 5％、維生素 B_2 4％、維生素 B_6 3％、維生素 B_{12} 0％、葉酸 7％、膽鹼 3％

DRI：國人膳食營養素參考攝取／ DV：每日建議參考攝取量

2 讓口服營養品更好入口

1) 均衡配方／高蛋白配方

1. 結合口服營養品的料理,烹調時要盡量避免高溫、長時間烹煮,以免維生素遭過度破壞,可以更換營養品入鍋順序,盡量在最後才加入,減少營養品烹煮時間。
2. 盡量選擇中、小火的料理方式,避免煎、炸等高溫及長時間烹煮。

2) 濃縮配方

1. 因為是要將單罐的口服營養品入菜或添加到具有特殊風味的食物中,食物總體積勢必比原本要多,若病人本身食欲不佳、每次攝食量小,推薦選用濃縮配方的口服營養品。
2. 濃縮配方的口服營養品具有體積小、熱量和蛋白質密度高等優點,適度與常見的食材結合,也能變得美味、更好入口,甚至可提升料理風味。
3. 若喜歡喝溫熱飲品,口服營養品可預先隔水加熱後再行沖泡。

完整「讓口服營養品更好入口」食譜請見：
https://qrcode.cwgv.com.tw/bgh2154

3 腫瘤配方

1. 市售標榜腫瘤配方或癌症配方的口服營養品，內容基本為濃縮配方（＞1大卡／毫升），並含有魚油 EPA、DHA 或其他 Omega-3 脂肪酸。只是 Omega-3 脂肪酸為多元不飽和脂肪酸，較不耐熱，將相關營養品入菜時，要注意加熱時間勿過久或採高溫烹調，以免脂肪酸氧化；我們可以更換營養品入鍋順序，盡量在最後才加入，減少營養品烹煮時間。

2. 選擇美麗的容器，可增加視覺效果、刺激食欲；但避免以鐵器或其他金屬容器盛裝，容易讓病人嚐起來有鐵鏽味。

奶香燉菜

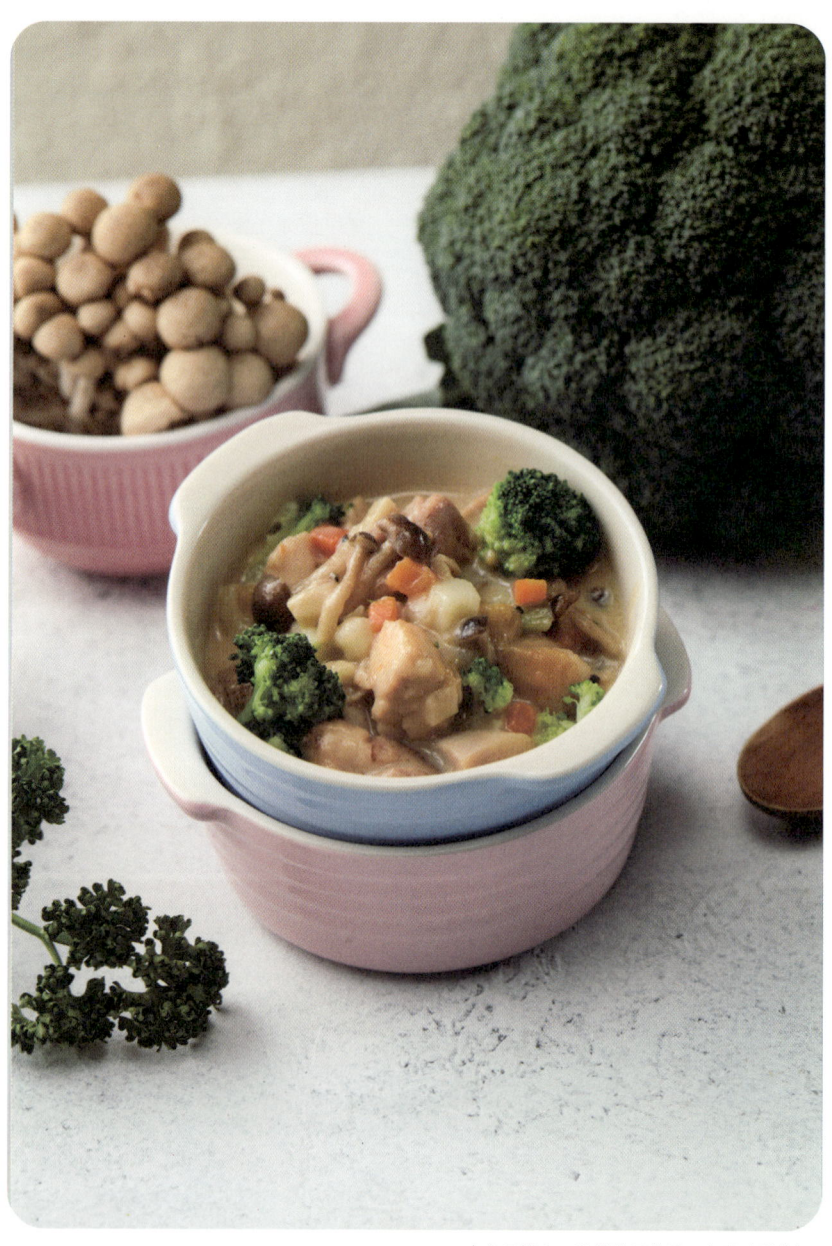

1人份

＊ 本次示範之口服營養品使用：安素（香草）

2 讓口服營養品更好入口　均衡配方／高蛋白配方

材料

① 青花菜	30 克
② 鴻喜菇	15 克
③ 洋蔥	20 公克
④ 胡蘿蔔	20 公克
⑤ 馬鈴薯	30 公克
⑥ 雞腿肉	1 隻
⑦ 奶油	10 公克
⑧ 高筋麵粉	10 公克
⑨ 口服營養品	1 罐

調味料

① 鹽	1 小匙
② 黑胡椒	適量（可省略）

作法

1. 食材洗淨，青花菜和鴻喜菇切小朵、洋蔥和胡蘿蔔切丁、馬鈴薯和雞腿肉切塊。
2. 將雞腿肉表面煎上色後起鍋，接著炒香洋蔥、胡蘿蔔和鴻喜菇，雞腿肉再回鍋略翻炒，倒水燜煮 5 分鐘至馬鈴薯熟透後起鍋。
3. 熱鍋，炒香奶油與高筋麵粉，放入步驟 2 的炒料、青花菜拌炒數下，續放口服營養品，小火煮滾後加入調味料，即完成。

營養師小叮嚀

1) 這份點心也可以很簡單，省略炒香麵粉步驟，步驟 2 後接續放入青花菜與口服營養品，最後放入 1 片起司，同樣可以有濃郁感。

2) 有口腔黏膜潰瘍的病人，黑胡椒可省略。

營養標示　1人份	占 DRI/DV (%)
熱量 548 大卡	
蛋白質 33 公克	47 %
脂肪 20 公克	31 %
碳水化合物 59 公克	49 %

維生素 A 652 %、維生素 C 70 %、鈣 21 %、鐵 39 %、維生素 B_2 59 %、維生素 B_6 37 %、維生素 B_{12} 72 %、葉酸 34 %、膽鹼 31 %
DRI：國人膳食營養素參考攝取量／DV：每日建議參考攝取量

蛤蜊巧達湯

🍽 1人份

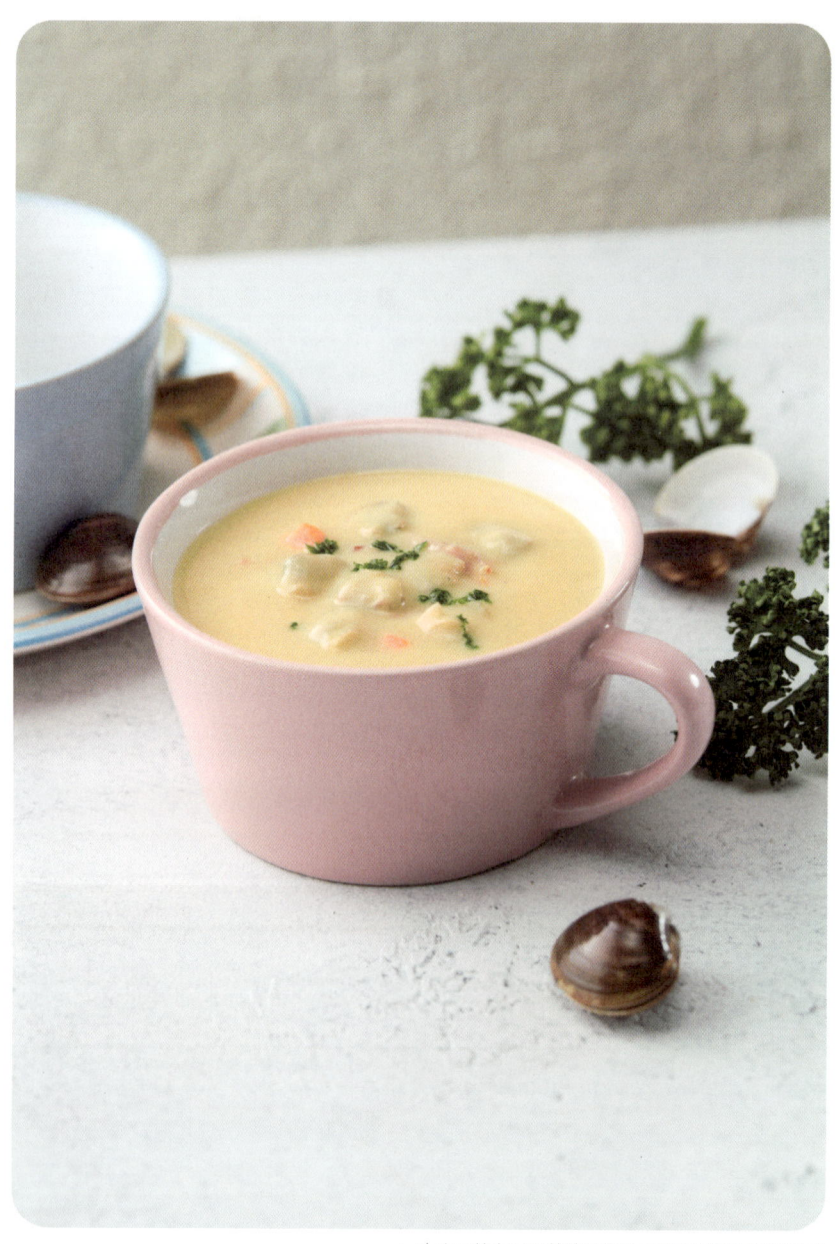

＊ 本次示範之口服營養品使用：完膳（鮮甜玉米濃湯）

材料

1	洋蔥	50 克
2	胡蘿蔔	20 克
3	培根	1 片
4	馬鈴薯	1/2 顆
5	口服營養品	1 罐
6	水	100 毫升
7	蛤蜊	20 顆
8	奶油	10 公克

作法

1. 食材洗淨，洋蔥及胡蘿蔔切丁、培根切小片。
2. 馬鈴薯去皮切小塊蒸熟，連同口服營養品打成泥狀備用。
3. 蛤蜊加水煮開，取出蛤蜊肉，留下湯汁。
4. 培根、洋蔥及胡蘿蔔以奶油炒香，將蛤蜊湯倒入煮滾後，添加步驟 2 的馬鈴薯泥，邊煮邊攪拌，煮滾後轉小火續煮 5 分鐘，湯汁變濃稠時加鹽調味，最後放入蛤蜊，即完成。

營養師小叮嚀

因食譜配方結合口服營養品，盡量避免高溫、長時間烹煮，以避免其中的維生素過度破壞。

營養標示　1人份	占 DRI/DV (%)
熱量 542 大卡	
蛋白質 22 公克	31 %
脂肪 22 公克	34 %
碳水化合物 64 公克	53 %

維生素 A 399 %、維生素 C 51 %、鈣 45 %、鐵 159 %、維生素 B_2 87 %、維生素 B_6 30 %、維生素 B_{12} 2832 %、葉酸 35 %、膽鹼 49 %

DRI：國人膳食營養素參考攝取量／DV：每日建議參考攝取量

紅豆奶香湯圓

1人份

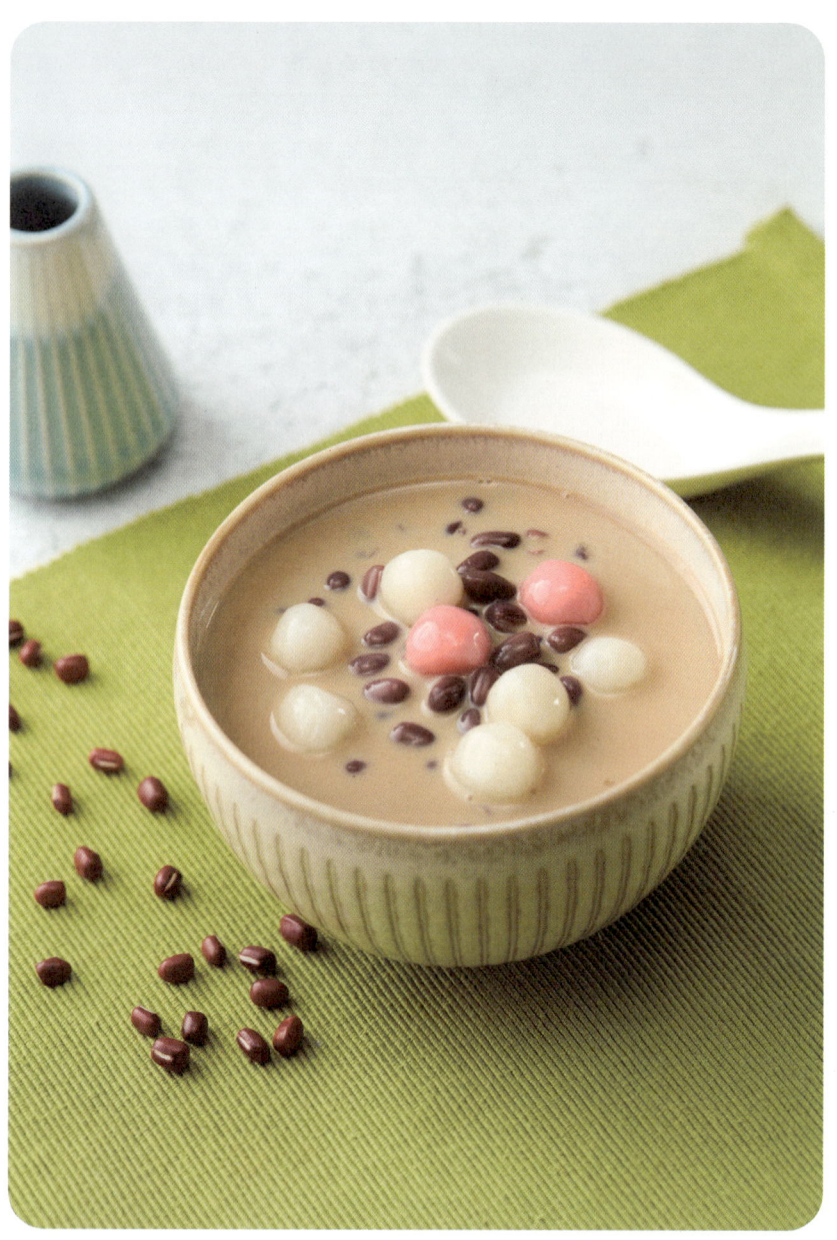

＊ 本次示範之口服營養品使用：力增飲（紅豆風味）

材料

1. 紅豆　40 公克　（或紅豆湯 1 碗）
2. 小湯圓　10 克
3. 口服營養品　1 罐
4. 糖　適量

作法

1. 紅豆洗淨泡水 4-5 小時後，瀝乾另加水及少許鹽煮爛，趁熱加糖調味。
2. 滾水煮湯圓，起鍋後與紅豆、口服營養品混合均勻，即完成。

營養師小叮嚀

1) 這份點心也可以購買現成紅豆湯及湯圓搭配口服營養品即可，但要注意只保留紅豆，甜湯不用太多，避免過多湯湯水水，導致病人出現早飽現象。

2) 湯圓可以依照喜好換成其他配料，例如薏仁、粉粿或西米露等都好。

3) 快速煮熟紅豆：紅豆泡水後冷凍再煮，可縮短烹煮時間。

營養標示　1人份	占 DRI/DV (%)
熱量 418 大卡	
蛋白質 19 公克	27 %
脂肪 10 公克	15 %
碳水化合物 63 公克	52 %

維生素 A 25 %、維生素 C 31 %、鈣 47 %、鐵 93 %、維生素 B_2 57 %、維生素 B_6 144 %、維生素 B_{12} 104 %、葉酸 41 %、膽鹼 30 %
DRI：國人膳食營養素參考攝取量／ DV：每日建議參考攝取量

玉米濃湯

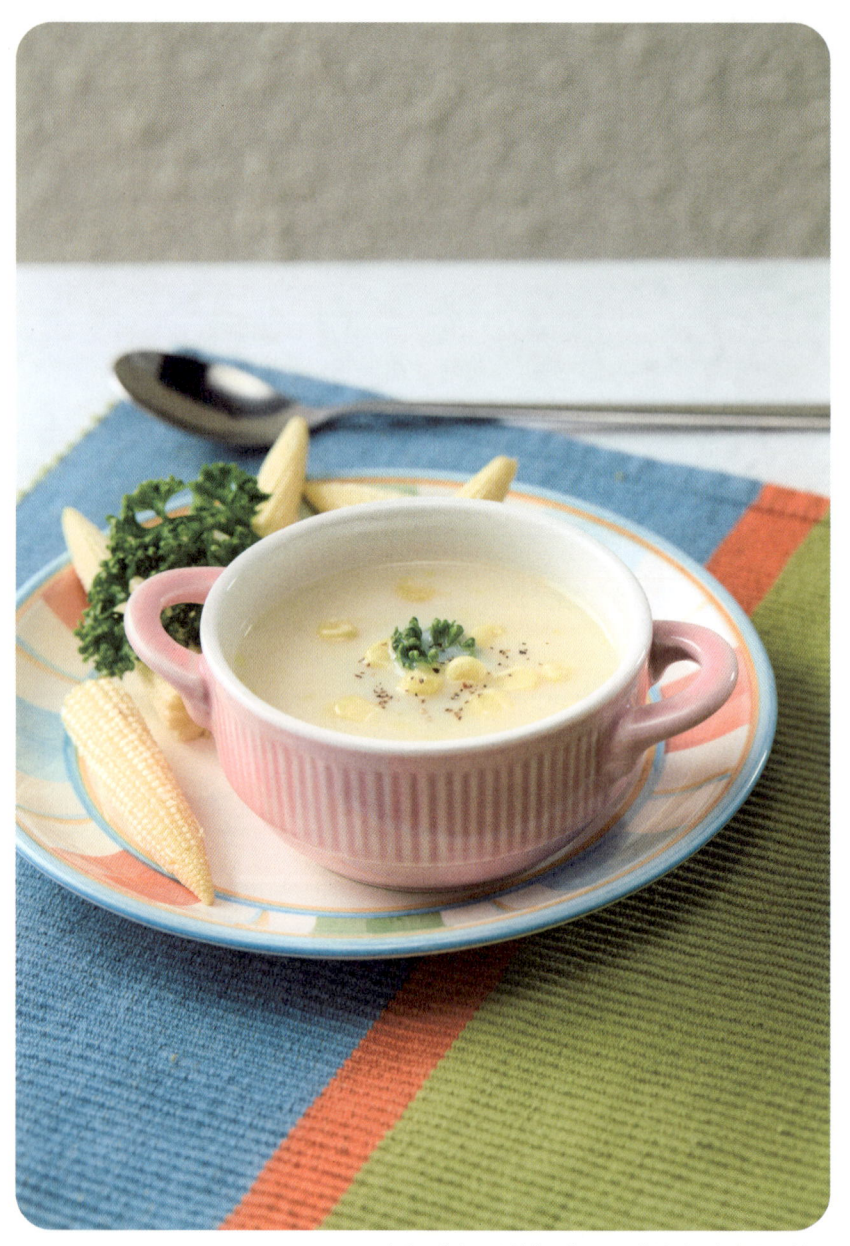

1人份

* 本次示範之口服營養品使用:明倍適(玉米濃湯口味)

材料

1. 玉米濃湯隨身包 1 包（約20公克）
2. 熱水　　　　　　約 50-80 毫升
3. 口服營養品　　　　　　　1 罐

作法

1. 取杯子，加入玉米濃湯粉末，倒入熱水充分攪拌至粉末融化，續加入口服營養品 1 罐，攪拌均勻即可。

營養師小叮嚀

本次示範挑選具有特殊風味的口服營養品，這樣可以省略準備材料。

營養標示　1人份	占 DRI/DV (%)
熱量 285 大卡	
蛋白質 8 公克	11 %
脂肪 8 公克	12 %
碳水化合物 45 公克	37 %

維生素 A 49 %、維生素 C 31 %、鈣 20 %、鐵 60 %、維生素 B_2 52 %、維生素 B_6 125 %、維生素 B_{12} 96 %、葉酸 63 %、膽鹼 0 %
DRI：國人膳食營養素參考攝取量／DV：每日建議參考攝取量

抹茶牛奶

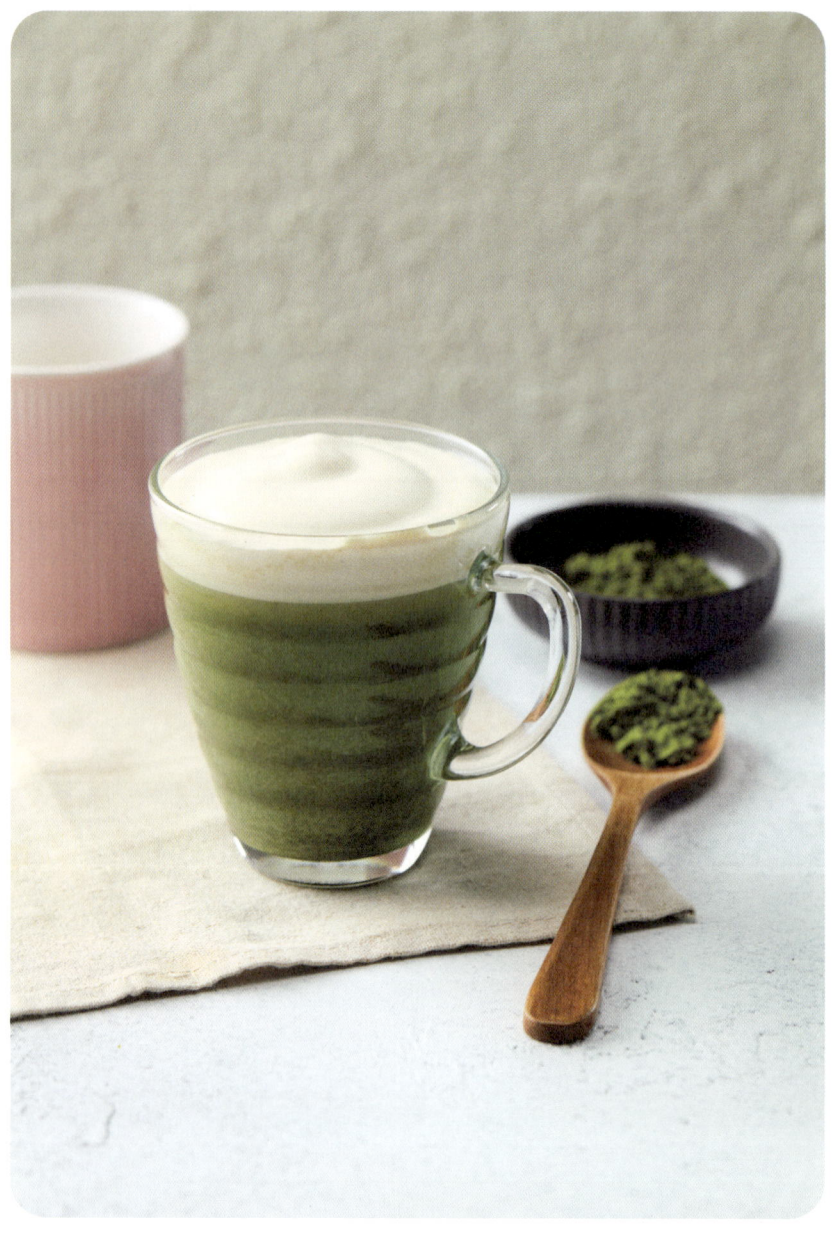

🍽 1人份

＊ 本次示範之口服營養品使用：安素雙卡

2 讓口服營養品更好入口　濃縮配方

材料

1. 抹茶粉　　　　　　　　　1 大匙
2. 熱水　　　　　　　約 30-40 毫升
3. 口服營養品　　　　　　　　1 罐

作法

1. 抹茶粉加熱水攪散，再將口服營養品倒入拌勻，即完成。

營養師小叮嚀

本次示範之口服營養品脂肪含量比例高，製作此飲品時，也可試試將營養品打成奶泡放在飲品上，更添風味與視覺享受。

營養標示　1人份	占 DRI/DV (%)
熱量 480 大卡	
蛋白質 20 公克	28 %
脂肪 21 公克	32 %
碳水化合物 53 公克	44 %

維生素 A 153 %、維生素 C 66 %、鈣 39 %、鐵 88 %、維生素 B_2 85 %、維生素 B_6 72 %、維生素 B_{12} 90 %、葉酸 28 %、膽鹼 34 %
DRI：國人膳食營養素參考攝取量／DV：每日建議參考攝取量

杏仁奶酪

1人份

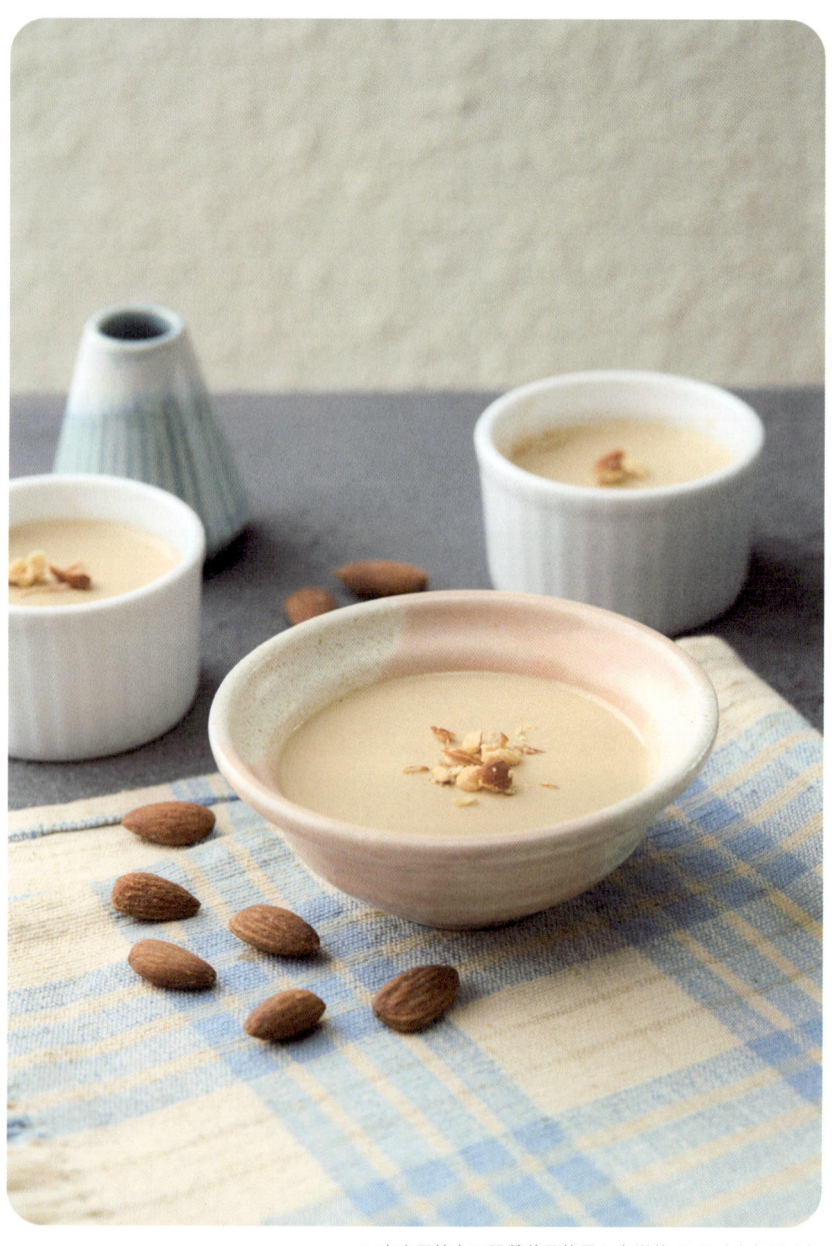

＊本次示範之口服營養品使用：力增飲 18%（杏仁風味）

材料

① 吉利丁片	2 片
② 口服營養品	1 罐

作法

1. 吉利丁片以冰水泡軟。
2. 營養品以小火邊加熱邊攪拌,溫度不要太高,約 45-50 ℃（看到鍋邊有小氣泡產生即可）。
3. 熄火,添加泡軟的吉利丁片攪拌至溶解,稍微降溫後倒入美麗的容器,置於冰箱凝固,即完成。

營養師小叮嚀

1) 本次示範挑選具有特殊風味的口服營養品,這樣可以省略準備材料。
2) 選擇美麗的容器,或將凝固好的奶酪倒扣出來盛盤,加以裝飾,皆可增加視覺效果、刺激食慾;但避免以鐵器或其他金屬容器盛裝食物,容易讓病人嚐起來有鐵鏽味。
3) 食用時,可佐以喜好的果醬或軟花生等,風味更佳。

營養標示　1人份	占 DRI/DV (%)
熱量 425 大卡	
蛋白質 19 公克	27 %
脂肪 23 公克	35 %
碳水化合物 38 公克	32 %

維生素 A 49 %、維生素 C 31 %、鈣 20 %、鐵 60 %、維生素 B_2 52 %、維生素 B_6 125 %、維生素 B_{12} 96 %、葉酸 63 %、膽鹼 0 %
DRI：國人膳食營養素參考攝取量／DV：每日建議參考攝取量

莓果麥片奶昔

1人份

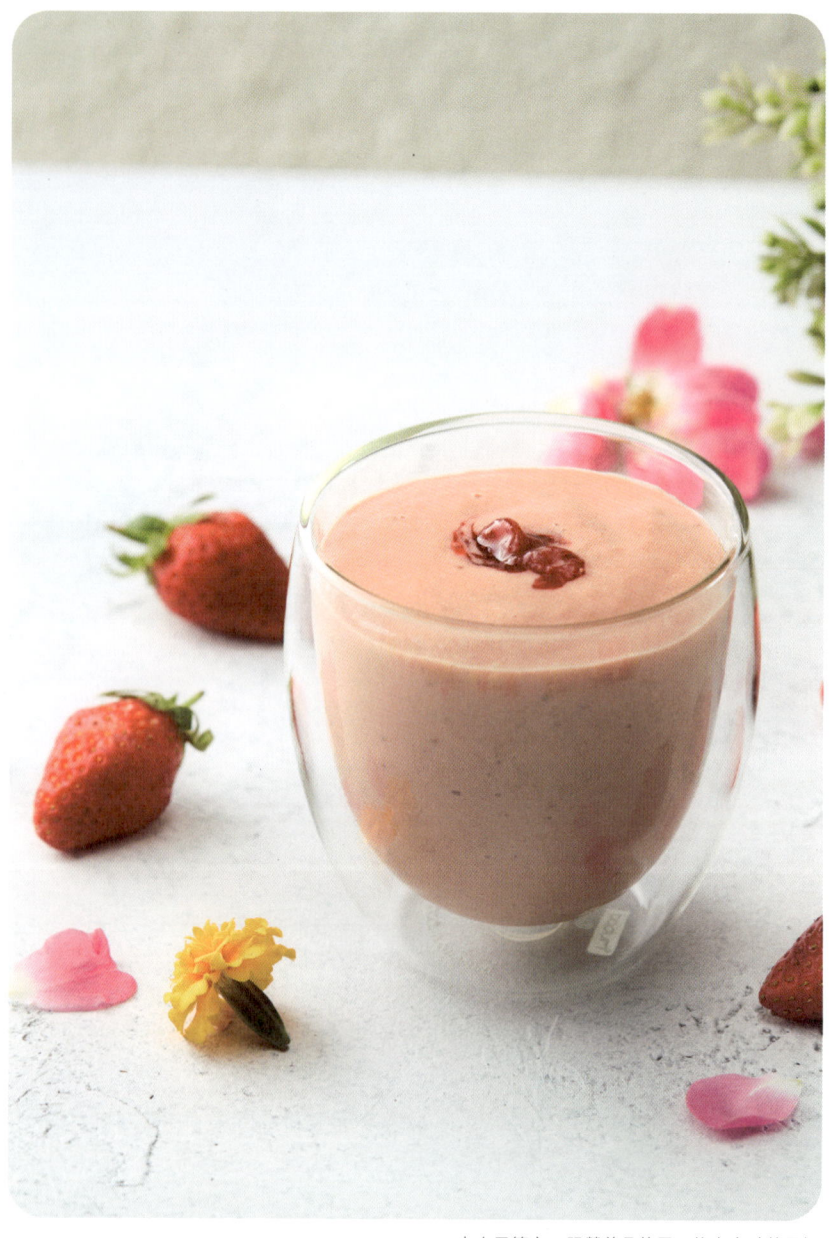

＊ 本次示範之口服營養品使用：倍力素（莓果）

材料

1. 草莓果醬　　　　　　　50 公克
2. 即食大燕麥片　　　　　1 大匙
3. 口服營養品　　　　　　1 罐

作法

1. 將草莓果醬、燕麥片和營養品，攪勻後，冷凍 1-2 小時，以果汁機攪打，即完成。

營養師小叮嚀

1) 草莓果醬也可以換為藍莓、覆盆莓等帶有酸味的水果果醬，對於食欲不振、胃口不佳的病人，帶有酸味的料理能夠提高他們的進食意願。

2) 可使用自製果醬，但選用市售果醬可節省製作時間，最好挑選保留果粒的果醬，口感及風味更佳。

3) 想保留大燕麥片口感，可先以溫水泡軟，在奶昔盛杯後才加入。

營養標示　1人份	占 DRI/DV (%)
熱量 360 大卡	
蛋白質 15 公克	21 %
脂肪 6 公克	9 %
碳水化合物 62 公克	52 %

Omega-3 脂肪酸 (EPA+DHA) 1,000+400 毫克、維生素 A 82 %、維生素 C 148 %、鈣 33 %、鐵 98 %、維生素 B_2 63 %、維生素 B_6 56 %、維生素 B_{12} 32 %、葉酸 22 %、膽鹼 30 %

DRI：國人膳食營養素參考攝取量／DV：每日建議參考攝取量

拿 鐵

1 人份

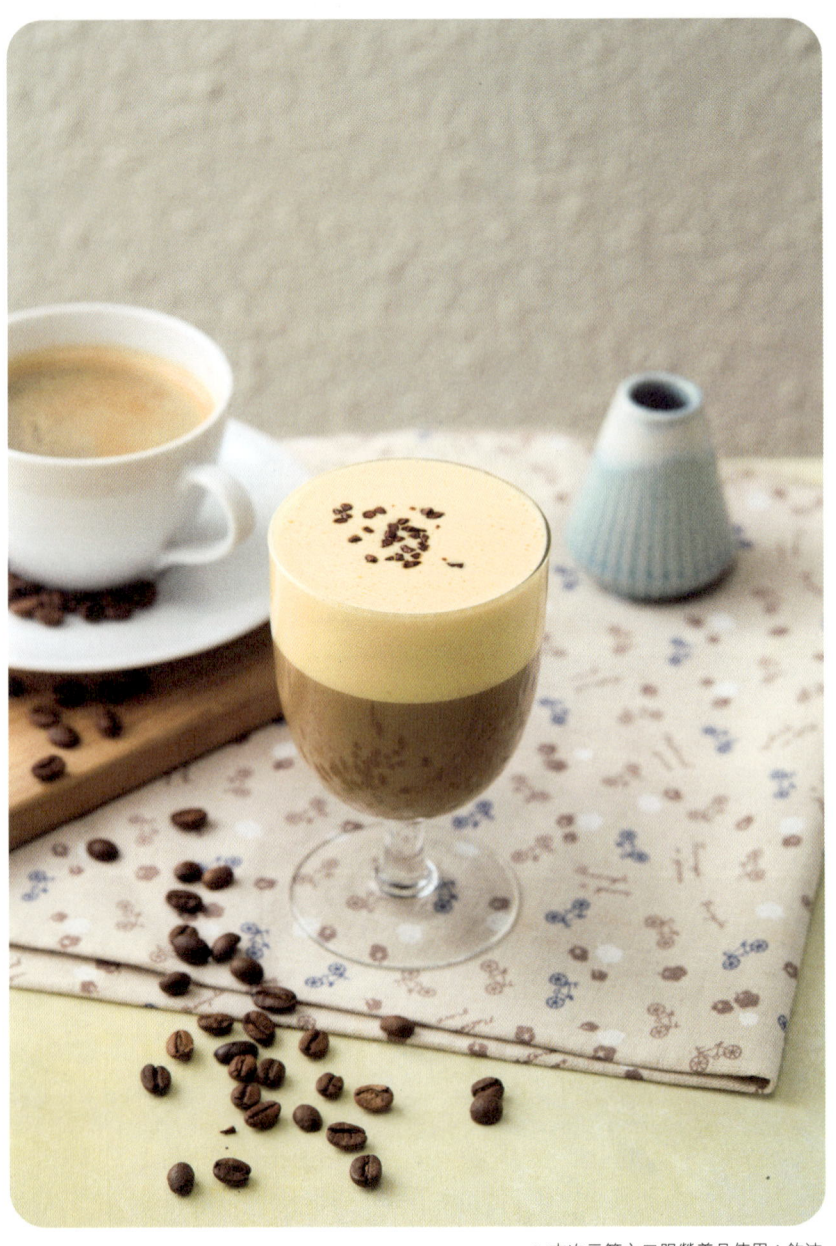

＊本次示範之口服營養品使用：飲沛

材料

1. 咖啡隨身包　　2 包（約 4 公克）
2. 熱水　　　　　約 30-40 毫升
3. 口服營養品　　1 罐

作法

1. 咖啡粉加熱水拌勻，再將營養品倒入拌勻，即完成。

營養師小叮嚀

1) 若喜歡喝熱咖啡，口服營養品可預先隔水加熱再沖泡。

2) 因口服營養品含有魚油，要避免高溫、直接烹煮，以免營養成分遭過度破壞，加熱溫度須控制在 40 ℃以下。

營養標示　　1 人份	占 DRI/DV (%)
熱量 360 大卡	
蛋白質 22 公克	31 %
脂肪 10 公克	15 %
碳水化合物 47 公克	39 %

Omega-3 脂肪酸 (EPA+DHA) 711+427 毫克、維生素 A 46 %、維生素 C 244 %、鈣 20 %、鐵 60 %、維生素 B_2 51 %、維生素 B_6 51 %、維生素 B_{12} 89 %、葉酸 22 %、膽鹼 41 %

DRI：國人膳食營養素參考攝取量／DV：每日建議參考攝取量

卡布雪糕

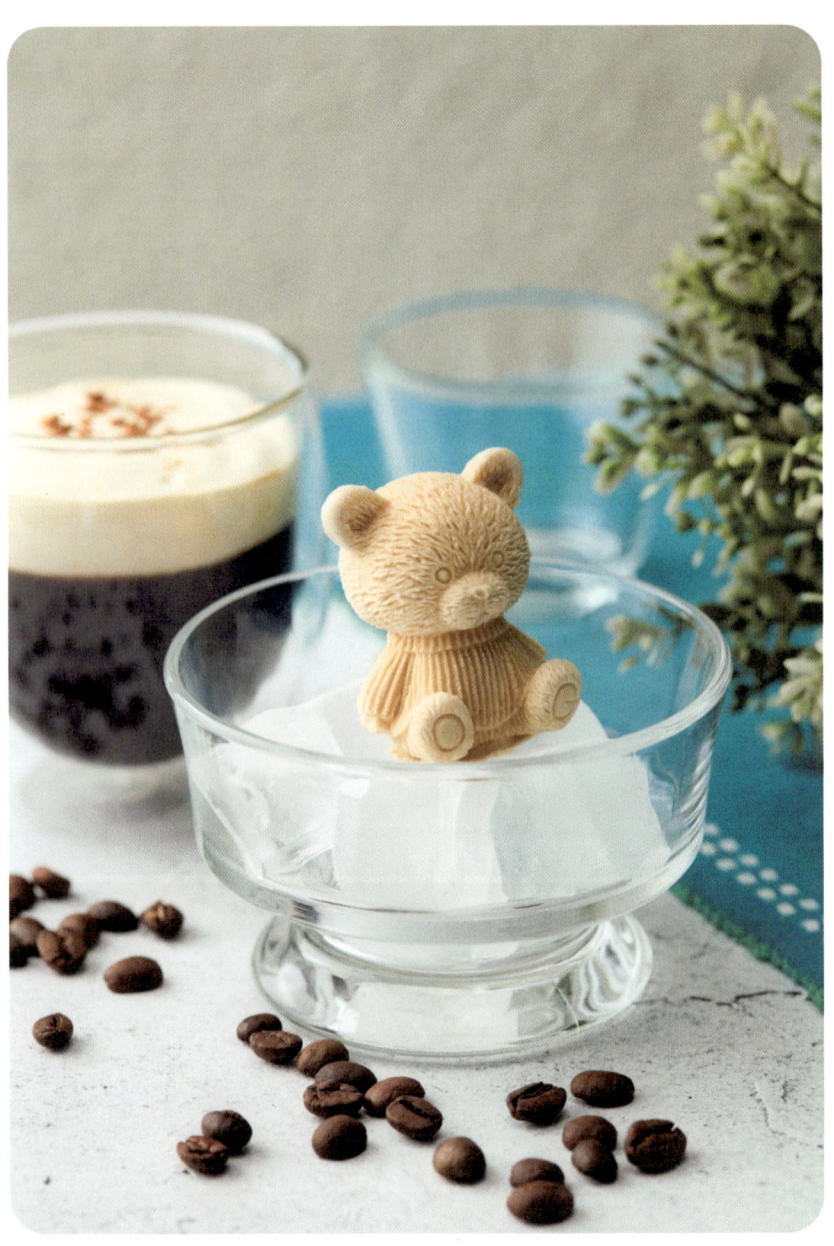

🍽 1人份

＊本次示範之口服營養品使用：倍速（卡布奇諾）

材料

① 鮮奶油　　　　　　　　60 毫升
② 口服營養品　　　　　　1 罐

作法

1 鮮奶油打發至濃稠狀,分次加入口服營養品中拌勻。

2 倒入保鮮盒(或填充入模型),冷凍 6 小時,即完成。

營養師小叮嚀

1) 為了防止雪糕出現太多冰晶,可每 1-2 小時取出攪拌,重複 3-4 次。

2) 鮮奶油打發技巧:鮮奶油打發前才從冰箱取出,器皿要洗淨擦乾,不可留有水分。

營養標示　1人份	占 DRI/DV(%)
熱量 517 大卡	
蛋白質 20 公克	28 %
脂肪 37 公克	57 %
碳水化合物 26 公克	22 %

Omega-3 脂肪酸(EPA+DHA) 1,000+0 毫克、維生素 A 77 %、維生素 C 38 %、鈣 41 %、鐵 51 %、維生素 B_2 71 %、維生素 B_6 54 %、維生素 B_{12} 63 %、葉酸 31 %、膽鹼 6 %

DRI:國人膳食營養素參考攝取量/ DV:每日建議參考攝取量

熱帶風味冰棒

1人份

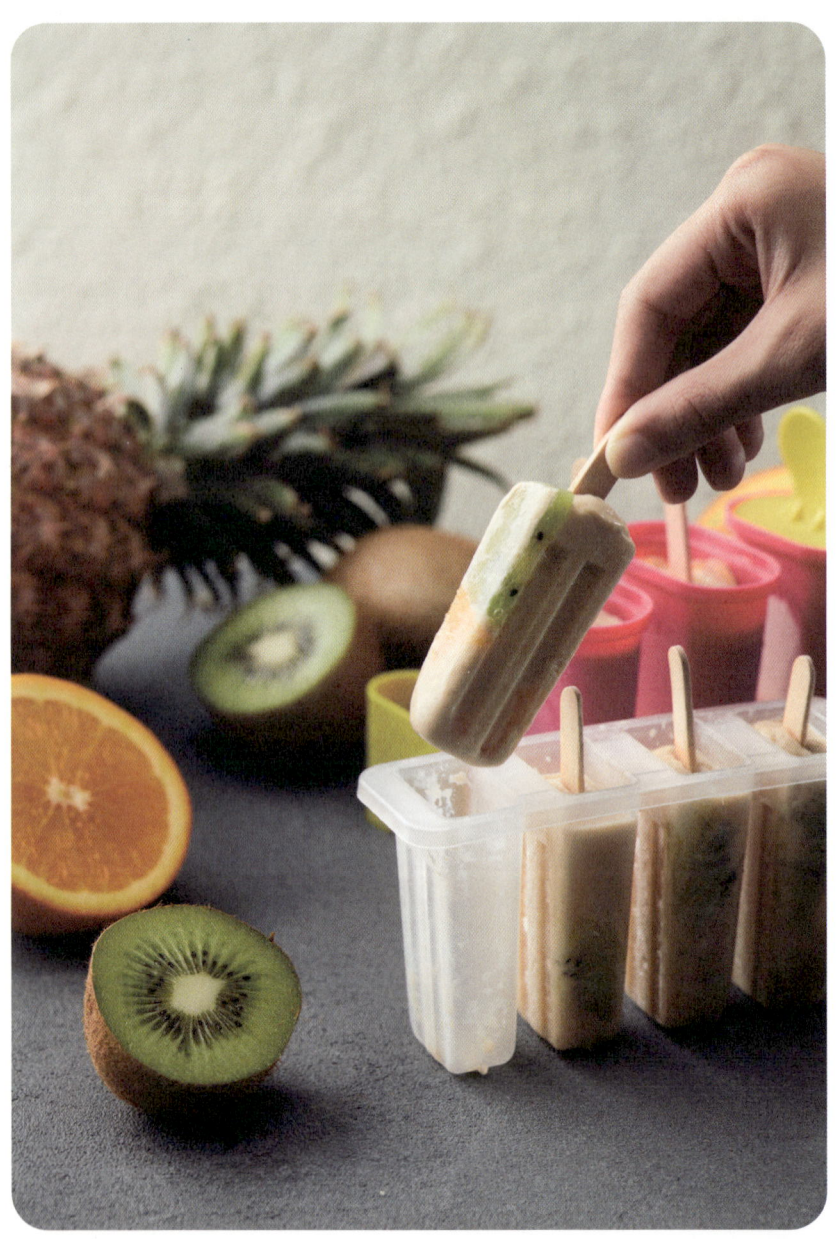

＊本次示範之口服營養品使用：倍速（鳳梨椰子）

2 讓口服營養品更好入口　腫瘤配方

材料

① 水果薄片　　　　　　　　適量
② 口服營養品　　　　　　　1 罐

作法

1. 將水果薄片服貼於製冰盒模型邊上，倒入營養品，冷凍 3-4 小時。
2. 取出脫模，即完成。

營養師小叮嚀

1) 可選擇鳳梨、奇異果、柳丁或橘子等帶有酸味的水果，帶有酸味的料理可提高食慾不振、胃口不佳的病人進食意願。
2) 因製作過程中不再加熱，盡量選擇食用時可去除外皮的水果，以確保食材的安全度（減少微生物殘留）。

營養標示　1人份	占 DRI/DV(%)
熱量 300 大卡	
蛋白質 20 公克	28 %
脂肪 13 公克	20 %
碳水化合物 26 公克	22 %

Omega-3 脂肪酸 (EPA+DHA) 1,000+0 毫克、維生素 A 77 %、維生素 C 38 %、鈣 41 %、鐵 50 %、維生素 B_2 70 %、維生素 B_6 54 %、維生素 B_{12} 63 %、葉酸 31 %、膽鹼 1 %

DRI：國人膳食營養素參考攝取量／DV：每日建議參考攝取量

健康生活 BGH215

精準營養與肺癌治療
陳晉興與許瑞芬雙重照護你的肺健康

作者 —— 陳晉興、許瑞芬、葉宜玲
內文企劃暨採訪撰文（PART1）—— 朱芷君（特約）

副社長兼總編輯 —— 吳佩穎
責任編輯 —— 許景理
美術設計 —— FE 設計 葉馥儀（特約）
內頁排版 —— 薛美惠（特約）

出版者 —— 遠見天下文化出版股份有限公司
創辦人 —— 高希均、王力行
遠見・天下文化 事業群榮譽董事長 —— 高希均
遠見・天下文化 事業群董事長 —— 王力行
天下文化社長 —— 王力行
天下文化總經理 —— 鄧瑋羚
國際事務開發部兼版權中心總監 —— 潘欣
法律顧問 —— 理律法律事務所陳長文律師
著作權顧問 —— 魏啟翔律師
社址 —— 台北市 104 松江路 93 巷 1 號
讀者服務專線 —— (02) 2662-0012 | 傳真 —— (02) 2662-0007；(02) 2662-0009
電子郵件信箱 —— cwpc@cwgv.com.tw
直接郵撥帳號 —— 1326703-6 號　遠見天下文化出版股份有限公司

製版廠 —— 中原造像股份有限公司
印刷廠 —— 中原造像股份有限公司
裝訂廠 —— 中原造像股份有限公司
登記證 —— 局版臺業字第 2517 號
總經銷 —— 大和書報圖書股份有限公司 | 電話 —— (02) 8990-2588
出版日期 —— 2025 年 4 月 30 日第一版第一次印行

定價 —— NT 600 元
ISBN —— 978-626-417-327-8
EISBN —— 978-626-417-329-2（PDF）；978-626-417-328-5（EPUB）
書號 —— BGH 215
天下文化官網 —— bookzone.cwgv.com.tw

國家圖書館出版品預行編目（CIP）資料

精準營養與肺癌治療：陳晉興與許瑞芬雙重照護你的肺健康／陳晉興、許瑞芬、葉宜玲著. -- 第一版. -- 台北市：遠見天下文化出版股份有限公司，2025.04
　面；　公分. --（健康生活；BGH215）
ISBN 978-626-417-327-8（平裝）

1.CST：肺癌 2.CST：保健常識 3.CST：健康飲食

415.4682　　　　　　　　　　114003950

本書如有缺頁、破損、裝訂錯誤，請寄回本公司調換。
本書僅代表作者言論，不代表本社立場。

天下文化
Believe in Reading